传统方剂中炮制品合理选用手册

主　编　孙洪胜　曹俊岭

副主编　邱丽丽　唐　樑　汪永忠　张玉娟

编　委（以姓氏笔画为序）

马　飞（山东中医药大学附属医院）
王红丽（甘肃省中医院）
王道东（山东中医药大学附属医院）
仇　嘉（云南省中医医院）
白海玉（黑龙江省中医药科学院）
邢文迪（山东中医药大学第二附属医院）
邢冰琪（山东省立第三医院）
江　坤（河南省中医院）
安雅婷（天津市中医药研究院附属医院）
孙建宇（杭州市中医院）
孙洪胜（山东中医药大学附属医院）
李　玥（山东中医药大学附属医院）
李云霄（山东第一医科大学附属内分泌与代谢病医院）
李立华（安徽中医药大学第一附属医院）
吴长岩（山东省医疗器械和药品包装检验研究院）
邱丽丽（滨州职业学院）
汪永忠（安徽中医药大学第一附属医院）
张玉娟（山东中医药大学附属医院）
张红艳（山东中医药大学第二附属医院）
周严严（中国中医科学院中药研究所）
唐　樑（江苏省苏州市中医医院）
曹俊岭（北京中医药大学东直门医院）
隋晓丽（山东中医药大学第二附属医院）
臧远芳（山东省食品药品检验研究院）
黎欣盈（广州中医药大学第一附属医院）
鞠建峰（山东中医药大学附属医院）

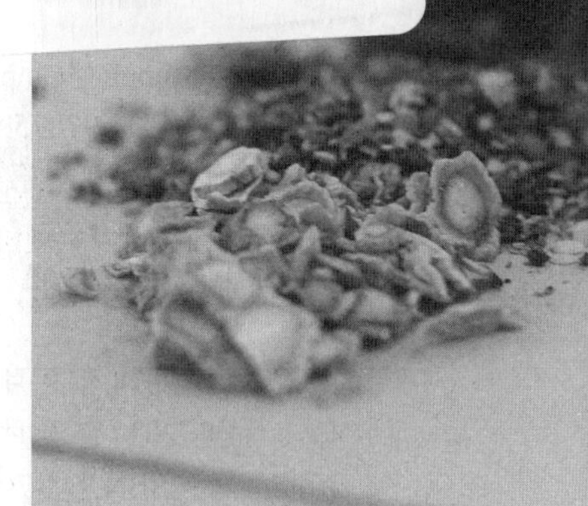

人民卫生出版社

·北　京·

图书在版编目（CIP）数据

传统方剂中炮制品合理选用手册 / 孙洪胜，曹俊岭主编. -- 北京 ：人民卫生出版社，2024. 9. -- ISBN 978-7-117-36552-9

Ⅰ. R283-62

中国国家版本馆 CIP 数据核字第 20246KQ585 号

人卫智网	**www.ipmph.com**	**医学教育、学术、考试、健康，购书智慧智能综合服务平台**
人卫官网	**www.pmph.com**	**人卫官方资讯发布平台**

传统方剂中炮制品合理选用手册

Chuantong Fangji zhong Paozhipin Heli Xuanyong Shouce

主　　编：孙洪胜　曹俊岭

出版发行：人民卫生出版社（中继线 010-59780011）

地　　址：北京市朝阳区潘家园南里 19 号

邮　　编：100021

E - mail：pmph @ pmph.com

购书热线：010-59787592　010-59787584　010-65264830

印　　刷：河北新华第一印刷有限责任公司

经　　销：新华书店

开　　本：710 × 1000　1/16　　**印张：**19

字　　数：321 千字

版　　次：2024 年 9 月第 1 版

印　　次：2024 年 9 月第 1 次印刷

标准书号：ISBN 978-7-117-36552-9

定　　价：65.00 元

打击盗版举报电话：010-59787491　E-mail：WQ @ pmph.com

质量问题联系电话：010-59787234　E-mail：zhiliang @ pmph.com

数字融合服务电话：4001118166　E-mail：zengzhi @ pmph.com

前言

笔者主编的由人民卫生出版社出版的全国高等学校中药临床药学专业创新教材《中药临床方剂学》,首次在方解中介绍了中药炮制规格的合理选用,并增加了“处方规范书写格式”。该教材为中药临床药师点评中药饮片处方奠定了基础,自 2016 年出版以来,收到了很多相关咨询。通过交流发现医师对于炮制规格的合理选用知识掌握不全面,主要原因是高等医药院校《方剂学》教材中没有涉及炮制规格的选用问题。因此,笔者针对这一问题编写了本书,淡化方解,重点突出方剂中选用的炮制规格。

中药炮制是根据中医药理论,依据辨证论治用药和药物自身性质,以及调剂、制剂的不同要求,所采取的传统制药技术。同种中药饮片采用不同的炮制方法,其性味、功效会发生不同程度的变化。传统方剂学没有对中药炮制品的辨析应用进行探讨,临床医师在辨证应用中药炮制品知识方面相对不足。临床药师只有熟练掌握了中药炮制品的辨析应用,才能对中药饮片处方进行辨证论治的点评。所以中药炮制品的辨析应用对于提高中药饮片临床应用的安全性和有效性至关重要。

本书分为上、下两篇,上篇对常见中药饮片炮制品的临床应用进行辨析,重点介绍了 91 种常见中药饮片的炮制规格的性效特点和不同炮制品临床应用辨析。下篇对常见中药方剂中炮制品的合理选用进行介绍,包括方剂的【组成】【用法】【功用】【主治】【方解】【炮制品的合理选用】及【注解】。本书简化了【方解】内容,以表格的形式列出方剂的君、臣、佐、使;【炮制品的合理选用】与处方书写格式一致;重点为【注解】,【注解】从三个方面介绍方剂中有两种及以上常见炮制规格的中药饮片的合理选用,一是中药饮片在方剂中的作用,二是哪种炮制规格作用与其在方剂中的作用相近,三是确定选用炮制品规格。中药饮片炮制规格的合理选用依据方剂的功效主治和该饮片在方剂中的君、臣、佐、使以及其作用而确定。中药饮片炮制规格以 2020 年版《中华人民共和国药典》(简称《中国药典》)为准,《中国药典》未包括的品种主要参考了叶定江等主编的《中药炮制学》(人民卫生出版社,2011 年),在此深表谢意。

由于编者的经验有限,书中难免存在错误和疏漏之处,恳请同行专家不吝指正,也希望诸位同仁、学者提出宝贵意见。

编者

2024 年 3 月

目录

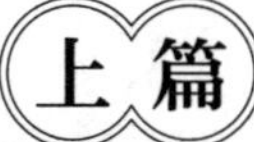

常见中药饮片炮制品的临床应用辨析

第十四章　安神药

第十五章　平肝息风药

第十六章　补虚药

第十七章　收涩药

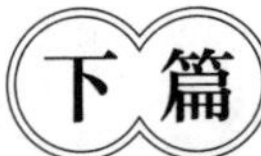

下篇 常用中药方剂中炮制品的合理选用

第四章　清热剂

第五章　祛暑剂

第六章　温里剂

第十章 安神剂

第十一章 开窍剂

第十二章 理气剂

第十三章 理血剂

上篇

常见中药饮片炮制品的临床应用辨析

第一章 解表药

·麻黄·

本品为麻黄科植物草麻黄 *Ephedra sinica* Stapf、中麻黄 *Ephedra intermedia* Schrenk et C.A.Mey. 或木贼麻黄 *Ephedra equisetina* Bge. 的干燥草质茎。秋季采割绿色的草质茎，晒干。常用炮制品有麻黄和蜜麻黄。

【炮制品的性效特点】

1. 麻黄 辛、微苦，温。具有发汗散寒、宣肺平喘、利水消肿的功效。用于风寒感冒，胸闷喘咳，风水浮肿。常用于麻黄汤（《伤寒论》）、小青龙汤（《伤寒论》）、麻黄杏仁甘草石膏汤（《伤寒论》）、麻黄细辛附子汤（《伤寒论》）等。

2. 蜜麻黄 麻黄经蜜炙后味甘而微苦，性温偏润，辛散发汗作用缓和，蜂蜜与麻黄的止咳平喘的功效起协同作用，从而增强宣肺平喘止咳的效力，多用于表证较轻而肺气壅阻咳嗽气喘的患者。常用于定喘汤（《摄生众妙方》）等。

【不同炮制品临床应用辨析】

麻黄功效为发汗散寒，宣肺平喘，利水消肿。生用偏于辛温解表，其功效为发汗散寒、利水消肿；蜜麻黄偏于止咳平喘，其功效为润肺止咳。

·苍耳子·

本品为菊科植物苍耳 *Xanthium sibiricum* Patr. 的干燥成熟带总苞的果实。秋季果实成熟时采收，干燥，除去梗、叶等杂质。常见炮制品有苍耳子和炒苍耳子。

【炮制品的性效特点】

1. **苍耳子** 辛、苦,温,有毒。具有散风寒、通鼻窍、祛风湿的功效。生品消风止痒力强,多用于皮肤痒疹、疥癣等皮肤病。

2. **炒苍耳子** 炒制后毒性降低,偏于通鼻窍,祛风湿,止痛;常用于鼻渊头痛,风湿痹痛。常用于苍耳散(《重订严氏济生方》)等。

【不同炮制品临床应用辨析】

苍耳子生用偏于消风止痒;炒制后毒性降低,偏于通鼻窍、祛风湿、止痛。

·牛蒡子·

本品为菊科植物牛蒡 *Arctium lappa* L. 的干燥成熟果实。秋季果实成熟时采收果序,晒干,打下果实,除去杂质,再晒干。常用炮制品有牛蒡子和炒牛蒡子。

【炮制品的性效特点】

1. **牛蒡子** 辛、苦,寒。具有疏散风热、宣肺透疹、解毒利咽的功效。用于风热感冒,咳嗽痰多,麻疹,风疹,咽喉肿痛,痄腮,丹毒,痈肿疮毒。

2. **炒牛蒡子** 炒后能缓和寒滑之性,以免伤中,并且气味香,宣散作用更佳,长于解毒透疹,利咽散结,化痰止咳。用于麻疹不透,咽喉肿痛,咳嗽气喘。炒后还有利于提高煎出效果。常用于消风散(《外科正宗》)、银翘散(《温病条辨》)、普济消毒饮《东垣试效方》等。

【不同炮制品临床应用辨析】

牛蒡子功效为疏散风热、宣肺透疹、解毒利咽。炒牛蒡子缓和寒滑之性,以免伤中,并且气味香,宣散作用更佳,长于解毒透疹、利咽散结、化痰止咳。临床多用炒制品。

· 桑叶 ·

本品为桑科植物桑 *Morus alba* L. 的干燥叶。初霜后采收，除去杂质，晒干。常用炮制品有桑叶和蜜桑叶。

【炮制品的性效特点】

1. **桑叶** 甘、苦，寒。具有疏散风热、清肺润燥、清肝明目的功效。用于风热感冒，肺热燥咳，头昏头痛，目赤昏花。如桑菊饮(《温病条辨》)、桑杏汤(《温病条辨》)等。

2. **蜜桑叶** 蜜桑叶清肺润燥作用增强，多用于肺热燥咳。常用于沙参麦冬汤(《温病条辨》)等。

【不同炮制品临床应用辨析】

桑叶具有疏散风热、清肺润燥、清肝明目的功效。桑叶生用偏于疏散风热，清肝明目；蜜桑叶偏于清肺润燥。

· 柴胡 ·

本品为伞形科植物柴胡 *Bupleurum chinense* DC. 或狭叶柴胡 *Bupleurum scorzonerifolium* Willd. 的干燥根。按性状不同，分别习称"北柴胡"和"南柴胡"。春、秋二季采挖，除去茎叶和泥沙，干燥。常用炮制品有柴胡和醋柴胡。

【炮制品的性效特点】

1. **柴胡** 辛、苦，微寒。具有疏散退热、疏肝解郁、升举阳气的功效。用于感冒发热，寒热往来，胸胁胀痛，月经不调，子宫脱垂，脱肛。柴胡生品的升散作用较强，并具有和解少阳和升举阳气作用，多用于解表剂与和解剂。常用于正柴胡饮(《景岳全书》)、柴葛解肌汤(《伤寒六书》)、小柴胡汤(《伤寒论》)、补中益气汤(《脾胃论》)。

2. **醋柴胡** 柴胡醋炙后能缓和升散之性，增强疏肝止痛作用，多用于肝郁气滞的胁痛、腹痛及月经不调等。常用于四逆散(《伤寒论》)、逍遥散(《太平惠民和剂局方》)、加味逍遥散(《内科摘要》)、黑逍遥散(《徐灵胎医略六书》)。

【不同炮制品临床应用辨析】

柴胡生品疏散退热，和解少阳，升举阳气，解表与和解少阳剂用量宜大，升阳用量宜少；醋柴胡主要用于疏肝解郁方剂。

·升麻·

本品为毛茛科植物大三叶升麻 *Cimicifuga heracleifolia* Kom.、兴安升麻 *Cimicifuga dahurica*（Turcz.）Maxim. 或升麻 *Cimicifuga foetida* L. 的干燥根茎。秋季采挖，除去泥沙，晒至须根干时，燎去或除去须根，晒干。常用炮制品有升麻和蜜升麻。

【炮制品的性效特点】

1. **升麻** 辛、微甘，微寒。升麻生用升散作用较强，以解表透疹，清热解毒之力胜。用于外感风热头痛，麻疹初起，疹出不畅以及热毒发斑，头痛，牙龈肿痛，疮疡肿毒等证。常用于升麻葛根汤（《太平惠民和剂局方》）、清胃散（《脾胃论》）、普济消毒饮（《东垣试效方》）、当归拈痛汤（《医学启源》）等。

2. **蜜升麻** 升麻蜜炙后略带甘补之性，辛散作用减弱，以升脾阳为主，并减少对胃的刺激性。用于中气虚弱，短气乏力，倦怠，中气下陷，久泻，久痢，脱肛，子宫脱垂，崩漏。常用于补中益气汤（《脾胃论》）、举元煎（《景岳全书》）、升陷汤（《医学衷中参西录》）等。

【不同炮制品临床应用辨析】

升麻生用以解表透疹、清热解毒之力胜；蜜升麻以升脾阳为主。

·葛根·

本品为豆科植物野葛 *Pueraria lobata*（Willd.）Ohwi 的干燥根。习称野葛。秋、冬二季采挖，趁鲜切成厚片或小块，干燥。常用炮制品有葛根和煨葛根。

【炮制品的性效特点】

1. 葛根 甘、辛、凉。具有解肌退热、生津止渴、透疹、升阳止泻、通经活络、解酒毒的功效。用于外感发热头痛，项背强痛，口渴，消渴，麻疹不透，热痢，泄泻，眩晕头痛，中风偏瘫，胸痹心痛，酒毒伤中。常用于葛根黄芩黄连汤（《伤寒论》）、升麻葛根汤（《太平惠民和剂局方》）、葛根解肌汤（《伤寒六书》）、当归拈痛汤（《医学启源》）。

2. 煨葛根 煨葛根的发散作用减轻，增强止泻功能，多用于湿热泄痢，脾虚泄泻。

【不同炮制品临床应用辨析】

葛根功效解肌退热，生津止渴，透疹，升阳止泻，通经活络，解酒毒。生用解肌退热，生津止渴，透疹作用较强；煨葛根发散作用减弱，止泻升阳作用增强。临床煨葛根止泻方剂较少。

第二章

清热药

·石膏·

本品为硫酸盐类矿物石膏族石膏，主要成分为含水硫酸钙（$CaSO_4 \cdot 2H_2O$），采挖后，除去杂石及泥沙。常用炮制品有石膏和煅石膏。

【炮制品的性效特点】

1. **石膏** 甘、辛，大寒。具有清热泻火、除烦止渴的功效。用于外感热病，高热烦渴，肺热喘咳，胃火亢盛，头痛，牙痛。常用于白虎汤（《伤寒论》）、麻黄杏仁甘草石膏汤（《伤寒论》）、玉女煎（《景岳全书》）、柴葛解肌汤（《伤寒六书》）等。

2. **煅石膏** 甘、辛、涩，寒。清热力稍缓，而收湿、生肌、敛疮、止血力强。外治溃疡不敛，湿疹瘙痒，水火烫伤，外伤出血。常用于九一丹（《医宗金鉴》）等。

【不同炮制品临床应用辨析】

石膏生用偏于清热泻火、除烦止渴；煅制后清热力稍缓，但收湿、生肌、敛疮、止血力增强。

·知母·

本品为百合科植物知母 *Anemarrhena asphodeloides* Bge. 的干燥根茎。春、秋二季采挖，除去须根和泥沙，晒干，习称“毛知母”；或除去外皮，晒干，习称“知母肉”。常用炮制品有知母和盐知母。

【炮制品的性效特点】

1. **知母**　苦、甘，寒。生用苦寒滑利，善于清热泻火，滋阴润燥，泻肺、胃之水，多用于温病高热烦渴，肺热燥咳，内热消渴，大便燥结。常用于酸枣仁汤（《金匮要略》）、消风散（《外科正宗》）、白虎汤（《伤寒论》）、清暑益气汤（《温热经纬》）、清瘟败毒饮（《疫疹一得》）、升陷汤（《医学衷中参西录》）。

2. **盐知母**　食盐性味咸寒，具有清热凉血、软坚散结、润燥的功效。知母苦寒，盐炙后可增强知母滋阴降火的作用，且专于入肾，善于引药下行，并善清虚热。常用于肝肾阴亏、虚火上炎所致骨蒸潮热，盗汗遗精、腰脊酸痛。常用于大补阴丸（《丹溪心法》）、玉液汤（《医学衷中参西录》）、玉女煎（《景岳全书》）、青蒿鳖甲汤（《温病条辨》）、清骨散（《证治准绳》）、知柏地黄丸（《医方考》）。

【不同炮制品临床应用辨析】

知母清热泻火、滋阴润燥，用于外感热病，高热烦渴，肺热燥咳，骨蒸潮热，内热消渴，肠燥便秘。生用清热泻火，生津润燥，泻肺、胃之火；盐炙可增强知母滋阴降火的作用，且专于入肾，善于引药下行。

· 栀子 ·

本品为茜草科植物栀子 *Gardenia jasminoides* Ellis 的干燥成熟果实。9—11 月果实成熟呈红黄色时采收，除去果梗及杂质，蒸至上气或置沸水中略烫，取出，干燥。常用炮制品有栀子、炒栀子、焦栀子和栀子炭。

【炮制品的性效特点】

1. **栀子**　苦，寒。具有泻火除烦、清热利湿、凉血解毒的功效。生用泻火利湿、凉血解毒作用强。常用于温病高热，湿热黄疸，淋证涩痛，血热吐衄，目赤肿痛，火毒疮疡；外用消肿止痛，可治扭挫伤痛。但栀子苦寒之性较强，易伤中气，对脾胃有一定的刺激性，脾胃虚弱者慎用本品。常用于茵陈蒿汤（《伤寒论》）、黄连解毒汤（《外台秘要》）、八正散（《太平惠民和剂局方》）等。

2. **炒栀子**　栀子经炒制后，苦寒之性得以缓和，用于热较盛者，具有泻热除烦的功效。常用于栀子豉汤（《伤寒论》）等。

3. 焦栀子 焦栀子苦寒之性较炒栀子更弱，适用于脾胃虚弱者之热证。常用于连朴饮（《霍乱论》）等。

4. 栀子炭 栀子炭偏于凉血止血，多用于吐血、咯血、咳血、衄血。常用于十灰散（《十药神书》）等。

【不同炮制品临床应用辨析】

栀子生用偏于泻火利湿、凉血解毒；炒制后苦寒之性缓和；炒焦后苦寒之性更弱；炒炭后偏于凉血止血。

· 决明子 ·

本品为豆科植物钝叶决明 *Cassia obtusifolia* L. 或决明（小决明）*Cassia tora* L. 的干燥成熟种子。秋季采收成熟果实，晒干，打下种子，除去杂质。常见的炮制品有决明子和炒决明子。

【炮制品的性效特点】

1. 决明子 苦、甘、咸，微寒。具有清肝明目、润肠通便的功效。决明子生用长于清肝热、润肠燥，主要用于风热及肝火上炎所致的目赤涩痛、羞明多泪等证。亦可用于阴虚内热所致的肠燥便秘。常用于清上明目丸（《万病回春》）、决明子散（《严氏济生方》）等。

2. 炒决明子 决明子经炒制后寒泻力量减弱，功效由清肝明目转为补肝明目，长于由肝血不足所致的风毒上攻眼目，视物昏花不明。同时保留平肝功效，亦可用于肝阳上亢所致的高血压头痛、头晕。常用于决明子汤（《圣济总录》）、石斛夜光丸（《瑞竹堂经验方》）等。

【不同炮制品临床应用辨析】

决明子生用长于清肝热、润肠燥；炒决明子由清肝明目转为补肝明目，长于治疗由肝血不足所致的风毒上攻眼目、视物昏花不明。

·黄芩·

本品为唇形科植物黄芩 *Scutellaria baicalensis* Georgi 的干燥根。春、秋二季采挖,除去须根和泥沙,晒后撞去粗皮,晒干。2020年版《中国药典》收载了黄芩和酒黄芩,但黄芩炭临床应用也比较广泛,在此一并论述。

【炮制品的性效特点】

1. **黄芩** 苦,寒。具有清热燥湿、泻火解毒、止血、安胎的功效。黄芩清热泻火力强,多用于热病、湿温、黄疸、泻痢和痈疽疮毒。常用于九味羌活汤《此事难知》、蒿芩清胆汤《重订通俗伤寒论》、半夏泻心汤(《伤寒论》)、生姜泻心汤(《伤寒论》)、甘草泻心汤(《伤寒论》)。

2. **酒黄芩** 酒黄芩借酒性升散,引药入血分,并可向上升腾和外行,用于目赤肿痛,瘀血壅盛,上部积血失血,上焦肺热咳嗽;同时酒性大热,可缓黄芩苦寒之性,以免损伤脾阳,导致腹痛。常用于普济消毒饮(《东垣试效方》)、龙胆泻肝汤(《医方集解》)、定喘汤(《摄生众妙方》)、清气化痰丸(《医方考》)。

3. **黄芩炭** 黄芩炭具有清热止血的功效,多用于吐血、衄血。常用于荷叶丸(《北京市中药成方选集》)。

【不同炮制品临床应用辨析】

黄芩生用性味苦寒,清热泻火力强;酒黄芩用于治疗目赤肿痛,瘀血壅盛,上焦肺热咳嗽;脾阳虚弱者;黄芩炭凉血止血。

·黄连·

本品为毛茛科植物黄连 *Coptis chinensis* Franch.、三角叶黄连 *Coptis deltoidea* C.Y.Cheng et Hsiao 或云连 *Coptis teeta* Wall. 的根茎。以上三种分别习称"味连""雅连""云连"。秋季采挖,除去须根和泥沙,干燥,撞去残留须根。生用或清炒、姜炙、酒炙、吴茱萸水炒用。常用炮制品规格有黄连、酒黄连、姜黄连、萸黄连。

【炮制品的性效特点】

1. **黄连** 苦,寒。具有清热燥湿、泻火解毒的功效。用于湿热痞满,呕吐吞酸,泻痢,黄疸,高热神昏,心火亢盛,心烦不寐,心悸不宁,血热吐衄,目赤,牙痛,消渴,痈肿疔疮;外治湿疹,湿疮,耳道流脓。常用于白头翁汤(《伤寒论》)、黄连解毒汤(《外台秘要》)、当归六黄汤(《兰室秘藏》)、清暑益气汤(《温热经纬》)等。

2. 酒黄连 善清上焦火热,用于目赤、口疮。常用于普济消毒饮(《东垣试效方》)、健脾丸(《证治准绳》)等。

3. 姜黄连 长于清胃和胃止呕,用于寒热互结,湿热中阻,痞满呕吐。常用于半夏泻心汤(《伤寒论》)、连朴饮(《霍乱论》)等。

4. 萸黄连 长于疏肝和胃止呕,用于肝胃不和,呕吐吞酸。常用于香连丸(《太平惠民和剂局方》)等。

【不同炮制品临床应用辨析】

黄连生用苦寒之性较强,长于泻火燥湿,解热毒;酒炙引药上行,善清头目之火;姜汁炙后可缓和过于苦寒之性,并善治胃热呕吐;吴茱萸制可抑制其苦寒之性,使黄连寒而不滞,清气分湿热,散肝胆郁火。

· 黄柏 ·

本品为芸香科植物黄皮树 *Phellodendron chinense* Schneid. 的干燥树皮。习称“川黄柏”。剥取树皮后,除去粗皮,晒干。常用炮制品有黄柏、盐黄柏、酒黄柏和黄柏炭。

关黄柏为芸香科植物黄檗 *Phellodendron amurense* Rupr. 的干燥树皮。剥取树皮,除去粗皮,晒干。

【炮制品的性效特点】

1. 黄柏 苦,寒。具有清热燥湿、泻火除蒸、解毒疗疮的功效。用于湿热泻痢,黄疸尿赤,带下阴痒,热淋涩痛,脚气痿躄,骨蒸劳热,盗汗,遗精,疮疡肿毒,湿疹湿疮。常用于黄连解毒汤(《外台秘要》)、白头翁汤(《伤寒论》)、石膏汤(《外台秘要》)等。

2. 盐黄柏 盐黄柏可缓和苦燥之性,引药入肾,增强滋肾阴、泻相火、退虚热的作用。多用于阴虚火旺,盗汗骨蒸。常用于当归六黄汤(《兰室秘藏》)、大补阴丸（《丹溪心法》）、固经丸（《丹溪心法》）、易黄汤（《傅青主女科》）、知柏地黄丸（《医方考》）等。

3. 酒黄柏 酒炙黄柏可降低苦寒之性，免伤脾阳，并借酒升腾之力引药上行，清血分湿热。用于热壅上焦诸证及热在血分。如牛黄上清丸（《全国中成药处方集》）。

4. 黄柏炭 黄柏炭清湿热之中兼具涩性，多用于便血、崩漏下血。如治月经过多或崩中漏下，治肠下血而兼有热象者，常配伍其他药同用。如加味樗皮丸（《顾氏医镜》）。

【不同炮制品临床应用辨析】

黄柏生用具有清热燥湿、泻火除蒸、解毒疗疮的功效；盐炙可缓和苦燥之性，引药入肾，增强滋肾阴、泻相火、退虚热的作用；酒炙可降低苦寒之性，免伤脾阳，并借酒升腾之力引药上行，清血分湿热。同一方剂治疗上焦湿热用酒黄柏，治疗下焦湿热用盐黄柏。黄柏炭清湿热之中兼具涩性，治疗湿热出血。

· 龙胆 ·

本品为龙胆科植物条叶龙胆 *Gentiana manshurica* Kitag.、龙胆 *Gentiana scabra* Bge.、三花龙胆 *Gentiana triflora* Pall. 或坚龙胆 *Gentiana rigescens* Franch. 的干燥根和根茎。前三种习称“龙胆”，后一种习称“坚龙胆”。春、秋二季采挖，洗净，干燥。常见的炮制品有龙胆和酒龙胆。

【炮制品的性效特点】

1. 龙胆 苦，寒。具有清热燥湿、泻肝胆火的功效。用于湿热黄疸，阴肿阴痒，带下，湿疹瘙痒，肝火目赤，耳鸣耳聋，胁痛口苦，强中，惊风抽搐。常用于龙胆汤（《备急千金要方》）、凉惊丸（《小儿药证直诀》）、龙胆丸（《太平圣惠方》）等。

2. 酒龙胆 酒炙后缓和苦寒之性，升提药力，引药上行，用于肝胆实火所致头胀头疼、耳鸣耳聋，以及风热目赤肿痛。常用于龙胆泻肝汤（《医方集解》）、当归龙荟丸（2020 年版《中国药典》）等。

【不同炮制品临床应用辨析】

龙胆生用性味苦寒，具有清热燥湿、泻肝胆火的功效，用于清湿热退黄的方剂中；酒龙胆苦寒之性缓和，引药上行，用于肝胆实火上炎证的方剂。

· 金银花 ·

本品为忍冬科植物忍冬 *Lonicera japonica* Thunb. 的干燥花蕾或带初开的花。夏初花开放前采收，干燥。常用炮制品有金银花和金银花炭。

【炮制品的性效特点】

1. **金银花** 甘，寒。具有清热解毒、疏散风热的功效。用于痈肿疔疮，喉痹，丹毒，热毒血痢，风热感冒，温病发热。常用于银翘散（《温病条辨》）、五味消毒饮（《医宗金鉴》）、仙方活命饮（《景岳全书》）、四妙勇安汤（《验方新编》）、清肠饮（《辨证录》）等。

2. **金银花炭** 具有清热解毒、止血的功效。炒炭后寒性减弱，并具涩性，有止血作用，多用于血痢，崩漏，亦可用于吐血、衄血。常用于银楂姜桂大黄汤（《温热经解》）。

【不同炮制品临床应用辨析】

金银花生用偏于清热解毒、疏散风热；金银花炭偏于清热解毒、止血。

· 荷叶 ·

本品为睡莲科植物莲 *Nelumbo nucifera* Gaertn. 的干燥叶。夏、秋二季采收，晒至七八成干时，除去叶柄，折成半圆形或折扇形，干燥。常用炮制品有荷叶和荷叶炭。

【炮制品的性效特点】

1. **荷叶** 苦，平。具有清暑化湿、升发清阳、凉血止血的功效。用于暑热烦渴，暑湿泄泻，脾虚泄泻，血热吐衄，便血崩漏。常用于清络饮（《温病条辨》）、清震汤(《外科集解》)、柴胡达原饮(《重订伤寒杂病论》)等。

2. **荷叶炭** 表面呈炭黑色,味苦涩。收涩化瘀止血力强,用于多种出血证及产后血晕。常用于十灰散(《十药神书》)等。

【不同炮制品临床应用辨析】

荷叶生用偏于清热解暑、升发清阳;荷叶制炭后收涩化瘀止血力强,主要用于多种出血症。

· 地黄(附:熟地黄) ·

本品为玄参科植物地黄 *Rehmannia glutinosa* Libosch. 的新鲜或干燥块根。秋季采挖,除去芦头,须根及泥沙,鲜用,习称“鲜地黄”;或将地黄缓缓烘焙至约八成干,习称“生地黄”。常用炮制品有鲜地黄、地黄、熟地黄和地黄炭。

【炮制品的性效特点】

1. **鲜地黄** 甘、苦,寒。具有清热生津、凉血、止血的功效,用于热病伤阴,舌绛烦渴,温毒发斑,吐血,衄血,咽喉肿痛。常用于犀角地黄汤(《外台秘要》)、清营汤(《温病条辨》)、羚角钩藤汤(《通俗伤寒论》)。

2. **地黄** 甘,寒。具有清热凉血、养阴生津的功效,用于热入营血,温毒发斑,吐血衄血,热病伤阴,舌绛烦渴,津伤便秘,阴虚发热,骨蒸劳热,内热消渴。经加工干燥后名“干地黄”或“地黄”,性寒,以清热凉血、养阴生津为主。常用于九味羌活汤(《此事难知》)、增液承气汤(《温病条辨》)、青蒿鳖甲汤(《温病条辨》)、当归六黄汤(《兰室秘藏》)、炙甘草汤(《伤寒论》)、小蓟饮子(《济生方》)等。

3. **熟地黄** 甘,微温。具有补血滋阴、益精填髓的功效,用于血虚萎黄,心悸怔忡,月经不调,崩漏下血,肝肾阴虚,腰膝酸软,骨蒸潮热,盗汗遗精,内热消渴,眩晕,耳鸣,须发早白。经蒸制后的熟地黄,质厚,味浓,其性由寒转温,其味由苦转甜,其功能由清转补,以滋阴补血、益精填髓为主。清蒸熟地黄滋腻碍脾,加酒蒸制后,则性转温,主补阴血,且可借酒力行散,起到行药势、通血脉的作用,更有利于补血,并使之补而不腻。常用于玉女煎(《景岳全书》)、阳和汤《外科证治全生集》、四物汤(《仙授理伤续断秘方》)、六味地黄丸(《小儿药证直诀》)、左归丸(《景岳全书》)、大补阴丸(《丹溪心法》)、十全大补汤(《太平惠民和剂局方》)、泰山磐石散(《古今医统大全》)、知柏地黄丸(《医方考》)等。

4. 地黄炭 地黄炒炭或煅炭后,主入血分,以凉血止血为主,用于血热引起的咯血、衄血、便血、尿血、崩漏等各种出血证。常用于四物加地榆汤(《徐灵胎医略六书》)。

【不同炮制品临床应用辨析】

鲜地黄有甘、苦、寒三性,以清热生津、凉血止血为主;地黄有甘、寒二性,以清热凉血、养阴生津为主,其清热凉血作用不及鲜地黄,养阴作用强于鲜地黄。熟地黄味甘,而性由寒转为温,功能由清转补,以滋阴补血、益精填髓为主。地黄制炭后,主入血分,以凉血止血为主。

第三章

泻下药

· 大黄 ·

本品为蓼科植物掌叶大黄 *Rheum palmatum* L.、唐古特大黄 *Rheum tanguticum* Maxim.ex Balf. 或药用大黄 *Rheum officinale* Baill. 的干燥根和根茎。秋末茎叶枯萎或次年春发芽前采挖，除去细根，刮去外皮，切瓣或段，绳穿成串干燥或直接干燥。常用炮制品有大黄、酒大黄、熟大黄和大黄炭。

【炮制品的性效特点】

1. **大黄**　苦，寒。具有泻下攻积、清热泻火、凉血解毒、逐瘀通经、利湿退黄的功效。用于实热积滞便秘，血热吐衄，目赤咽肿，痈肿疔疮，肠痈腹痛，瘀血经闭，产后瘀阻，跌打损伤，湿热痢疾，黄疸尿赤，淋证，水肿；外治烧烫伤。常用于大承气汤（《伤寒论》）、麻子仁丸（《伤寒论》）、桃核承气汤（《伤寒论》）、茵陈蒿汤（《伤寒论》）、小承气汤（《伤寒论》）、调胃承气汤（《伤寒论》）、大陷胸汤（《伤寒论》）、大黄牡丹汤（《金匮要略》）、大柴胡汤（《金匮要略》）、下瘀血汤（《金匮要略》）、温脾汤（《备急千金要方》）、黄龙汤（《伤寒六书》）、增液承气汤（《温病条辨》）、凉膈散（《太平惠民和剂局方》）、八正散（《太平惠民和剂局方》）、芍药汤（《素问病机气宜保命集》）、防风通圣散（《黄帝素问宣明论方》）、枳实导滞丸（《内外伤辨惑论》）、泻心汤（《圣济总录》）等。

2. **酒大黄**　酒炙后，其泻下作用稍缓，并借酒升提之性，引药上行，以清上焦实热为主。酒大黄善清上焦血分热毒，用于目赤咽肿、齿龈肿痛。常用于复元活血汤（《医学发明》）等。

3. **熟大黄**　经酒蒸后，泻下作用缓和，减轻腹痛之副作用，并增强活血祛瘀的作用。熟大黄泻下力缓、泻火解毒，用于火毒疮疡，常用于滚痰丸（《丹溪心法附余》）、大黄䗪虫丸（《金匮要略》）、鳖甲煎丸《金匮要略》等。

4. **大黄炭**　大黄炭凉血化瘀止血，用于血热有瘀出血症。常用于十灰散（《十药神书》）等。

【不同炮制品临床应用辨析】

大黄生用内服泻下攻积力量作用最强，外用清热解毒，治疗外伤及烧烫伤；酒大黄善清上焦血分热毒，用于目赤咽肿、齿龈肿痛；熟大黄泻下力缓，泻火解毒，用于火毒疮疡；大黄炭凉血化瘀止血，用于血热有瘀出血症。

第四章

祛风湿药

· 乌梢蛇 ·

本品为游蛇科动物乌梢蛇 *Zaocys dhumnades*（Cantor）的干燥体。多于夏、秋二季捕捉，剖开腹部或先剥皮留头尾，除去内脏，盘成圆盘状，干燥。常用炮制品有乌梢蛇和酒乌梢蛇。

【炮制品的性效特点】

1. **乌梢蛇** 甘，平。具有祛风、通络、止痉的功效。生用以祛风止痒，解痉为主，用于瘾疹瘙痒，小儿惊痫，破伤风等证。常用于藁本乌蛇汤（《银海精微》）等。

2. **酒乌梢蛇** 酒炙后能增强祛风通络作用，并能矫臭，防腐，利于服用和贮存。用于风湿痹痛，肢体麻木，筋脉拘急，中风，口眼㖞斜，半身不遂，痉挛抽搐，惊厥，皮肤顽癣，麻风等证。常用于乌蛇散（《太平圣惠方》）、乌蛇丸（《鸡峰普济方》）等。

【不同炮制品临床应用辨析】

乌梢蛇生用偏于祛风止痒、解痉；酒炙后便于服用和贮藏，且增强祛风通络功效。

第五章

化湿药

· 苍术 ·

本品为菊科植物茅苍术 *Atractylodes lancea*（Thunb.）DC. 或北苍术 *Atractylodes chinensis*（DC.）Koidz. 的干燥根茎。春、秋二季采挖，除去泥沙，晒干，撞去须根。常用炮制品有苍术和麸炒苍术。

【炮制品的性效特点】

1. **苍术** 辛、苦，温。苍术生用温燥而辛烈，化湿和胃之力强，而且能走表去风湿。用于风湿痹痛，感冒夹湿，湿温发热，脚膝疼痛。常用于九味羌活汤（《此事难知》）、消风散（《外科正宗》）、当归拈痛汤（《医学启源》）。

2. **麸炒苍术** 麸炒后缓和燥性，增强了健脾燥湿的作用。用于脾胃不和，痰饮停滞，青盲雀目。常用于五积散（《仙授理伤续断秘方》）、完带汤（《傅青主女科》）、越鞠丸（《丹溪心法》）、平胃散（《简要济众方》）、二妙散（《丹溪心法》）。

【不同炮制品临床应用辨析】

苍术的功效为燥湿健脾、祛风散寒、明目。生用温燥而辛烈，且能走表去风湿，用于风寒湿痹，风寒感冒，肢体疼痛，湿温发热等；麸炒后缓和燥性，增强了健脾燥湿的作用，且能明目，用于脾胃不和，痰饮停滞，脘腹痞满等症。

· 厚朴 ·

本品为木兰科植物厚朴 *Magnolia officinalis* Rehd.et Wils. 或凹叶厚朴 *Magnolia officinalis* Rehd.et Wils.var.*biloba* Rehd.et Wils. 的干燥干皮、根皮及枝皮。4—6 月剥取，根皮和枝皮直接阴干；干皮置沸水中微煮后，堆置阴湿处，

"发汗"至内表面变紫褐色或棕褐色时，蒸软，取出，卷成筒状，干燥。常用炮制品有厚朴和姜厚朴。

【炮制品的性效特点】

1. 厚朴　苦、辛，温。具有燥湿消痰、下气除满的功效。用于湿滞伤中，脘痞吐泻，食积气滞，腹胀便秘，痰饮喘咳。生用药力较为峻烈，其味辛辣，对咽喉有刺激性。常用于大承气汤(《伤寒论》)、小承气汤(《伤寒论》)、枳实薤白桂枝汤(《金匮要略》)等。

2. 姜厚朴　姜炙后可消除对咽喉的刺激性，并能增强宽中和胃的功效。常用于麻子仁丸(《伤寒论》)、平胃散(《太平惠民和剂局方》)、五积散(《仙授理伤续断秘方》)、半夏厚朴汤(《金匮要略》)等。

【不同炮制品临床应用辨析】

厚朴生用燥湿消痰、下气除满的药力胜，但有刺激咽喉的不良反应，多用于"峻下热结，行气导滞"方剂；姜炙后宽中和胃作用增强。

第六章

利水渗湿药

· 薏苡仁 ·

本品为禾本科植物薏苡 *Coix lacryma-jobi* L.var.*ma-yuen*（Roman.）Stapf. 的干燥成熟种仁。秋季果实成熟时采割植株，晒干，打下果实，再晒干，除去外壳、黄褐色种皮和杂质，收集种仁。常用炮制品有薏苡仁和炒薏苡仁。

【炮制品的性效特点】

1. 薏苡仁　甘、淡，凉。具有利水渗湿、健脾止泻、除痹、排脓、解毒散结的功效。生用性偏寒凉，长于利水渗湿、清热排脓、除痹。用于小便不利，水肿，肺痈，肠痈，风湿痹痛，筋脉挛急及湿温病在气分。常用于三仁汤（《温病条辨》）、蚕矢汤（《霍乱论》）、苇茎汤（《备急千金要方》）、藿朴夏苓汤（《医原》）、薏苡附子败酱散（《金匮要略》）等。

2. 炒薏苡仁　炒薏苡仁性偏平和，长于健脾止泻，用于脾虚泄泻。常用于参苓白术散（《太平惠民和剂局方》）等。

【不同炮制品临床应用辨析】

薏苡仁生用偏于利水渗湿、清热排脓、除痹；炒制后偏于健脾止泻。

· 泽泻 ·

本品为泽泻科植物东方泽泻 *Alisma orientale*（Sam.）Juzep. 或泽泻 *Alisma plantago-aquatica* Linn. 的干燥块茎。冬季茎叶开始枯萎时采挖，洗净，干燥，除去须根和粗皮。常用炮制品有泽泻和盐泽泻。

【炮制品的性效特点】

1. **泽泻** 甘、淡，寒。具有利水渗湿、泄热、化浊降脂的功效。生用以利水渗湿为主，用于小便不利，水肿胀满，泄泻尿少，痰饮眩晕，热淋涩痛，高脂血症。常用于五苓散（《伤寒论》）、猪苓汤（《伤寒论》）、四苓散（《丹溪心法》）、茵陈五苓散（《金匮要略》）。

2. **盐泽泻** 泽泻盐炙后能引药下行，增强滋阴、泄热、利尿的作用，且利尿而不伤阴。用于小便淋涩，遗精淋漓，腰部重痛等。常用于济川煎（《景岳全书》）、六味地黄丸（《小儿药证直诀》）、知柏地黄丸（《医方考》）、杞菊地黄丸（《麻疹全书》）、麦味地黄丸（《医部全录》引《体仁汇编》）、都气丸（《症因脉治》）。

【不同炮制品临床应用辨析】

泽泻生用以利水渗湿为主；泽泻盐炙后能引药下行，增强滋阴、泄热、利尿的作用，利尿而不伤阴。

· 车前子 ·

本品为车前科植物车前 *Plantago asiatica* L. 或平车前 *Plantago depressa* Willd. 的干燥成熟种子。夏、秋二季种子成熟时采收果穗，晒干，搓出种子，除去杂质。常用炮制品有车前子和盐车前子。

【炮制品的性效特点】

1. **车前子** 甘，寒。具有清热利尿通淋、渗湿止泻、明目、祛痰的功效。用于热淋涩痛，水肿胀满，暑湿泄泻，目赤肿痛，痰热咳嗽。常用于车前子散（《审视瑶函》）等。

2. **盐车前子** 盐车前子泄热作用较强，利尿而不伤阴，能益肝明目。用于眼目昏暗，视力减退。常用于易黄汤（《傅青主女科》）、八正散（《太平惠民和剂局方》）、龙胆泻肝汤（《医方集解》）、加味肾气丸（《济生方》）等。

【不同炮制品临床应用辨析】

车前子具有清热利尿通淋、渗湿止泻、明目、祛痰的功效。盐炙后泄热作用较强，利尿而不伤阴，能益肝明目。临床常用盐车前子。

第七章

温里药

· 附子 ·

本品为毛茛科植物乌头 *Aconitum carmichaelii* Debx. 的子根的加工品。6月下旬至8月上旬采挖,除去母根、须根及泥沙,习称“泥附子”。常用炮制品规格有盐附子、黑顺片(黑附片)、白附片。

【炮制品的性效特点】

1. 附片(黑顺片、白附片) 辛、甘,大热;有毒。具有回阳救逆、补火助阳、散寒止痛的功效。用于主亡阳虚脱,肢冷脉微,心阳不足,胸痹心痛,虚寒吐泻,脘腹冷痛,肾阳虚衰,阳痿宫冷,阴寒水肿,阳虚外感,寒湿痹痛。常用于四逆汤(《伤寒论》)、回阳救急汤(《伤寒六书》)、通脉四逆汤(《伤寒论》)、四逆加人参汤(《伤寒论》)。

2. 淡附片 辛、甘、热;有毒。经甘草、黑豆煮后毒性降低,以回阳救逆、散寒止痛为主,主治亡阳虚脱,肢冷脉微,寒湿痹痛,心腹疼痛,阳虚水肿,阳虚感冒等。淡附片相当于传统方剂中的制附子,功效与附片基本相似,以回阳救逆、散寒止痛为主,可与附片互用。

3. 炮附片 辛、甘,大热;有毒。归心、肾、脾经。温肾暖脾、补命门之火。用于心腹冷痛,虚寒吐泻,冷积便秘,或久痢赤白。常用于温脾汤(《备急千金要方》)、肾气丸(《金匮要略》)、右归丸(《景岳全书》)、真武汤(《伤寒论》)、实脾散(《重订严氏济生方》)、麻黄细辛附子汤(《伤寒论》)、麻黄附子甘草汤(《伤寒论》)、附子理中丸(《太平惠民和剂局方》)、十补丸(《济生方》)、附子汤(《伤寒论》)。

【不同炮制品临床应用辨析】

生附子属于医疗用毒性中药饮片,临床使用受到限制,《伤寒论》中原方多用生附子,现临床较少使用生附子,多用附片(黑顺片、白附片)替代生附子,其主要功效为回阳救逆、助阳补火、散寒止痛；淡附片相当于传统方剂中的制附子，功效与附片基本相似，用甘草、黑豆煮以降低其毒性，以回阳救逆、散寒止痛为主；炮附片偏于温肾暖脾、补命门之火。

· 干姜（附：生姜、炮姜）·

本品为姜科植物姜 *Zingiber officinale* Rosc. 的干燥根茎。冬季采挖，除去须根及泥沙，适当保存，为“生姜”；晒干或低温干燥，趁鲜切片，晒干或低温干燥者为“干姜片”。常见炮制品有干姜、炮姜和生姜。

【炮制品的性效特点】

1. **干姜** 辛，热。具有温中散寒、回阳通脉、温肺化饮的功效。用于脘腹冷痛，呕吐泄泻，肢冷脉微，寒饮喘咳。常用于柴胡桂枝干姜汤（《伤寒论》）、苓甘五味姜辛汤（《金匮要略》）、黄连汤（《伤寒论》）、四逆汤（《伤寒论》）等。

2. **炮姜** 辛，热。具有温经止血、温中止痛的功效。用于阳虚失血，吐衄崩漏，脾胃虚寒，腹痛吐泻。常用于生化汤（《傅青主女科》）、阳和汤（《外科证治全生集》）、少腹逐瘀汤（《医林改错》）等。

3. **生姜** 辛，微温。具有解表散寒、温中止呕、化痰止咳、解鱼蟹毒的功效。用于风寒感冒，胃寒呕吐，寒痰咳嗽，鱼蟹中毒。常用于正柴胡饮（《景岳全书》）、小建中汤（《伤寒论》）、真武汤（《伤寒论》）、桂枝汤（《伤寒论》）、小柴胡汤（《伤寒论》）、大柴胡汤（《金匮要略》）、温经汤（《金匮要略》）等。

【不同炮制品临床应用辨析】

生姜属于辛温解表药，偏于散寒解表、温中止呕，在《伤寒论》方中常常与大枣联用；干姜和炮姜属于温里药，干姜温中、回阳、化饮作用较强；炮姜温经、止痛作用较强，多用于妇科。炮姜温里作用不及干姜迅速，但作用缓和而持久，具有温经止痛功效。

· 吴茱萸 ·

本品为芸香科植物吴茱萸 *Euodia rutaecarpa*(Juss.) Benth.、石虎 *Euodia rutaecarpa*(Juss.) Benth.var.*officinalis*(Dode) Huang 或疏毛吴茱萸 *Euodia rutaecarpa*(Juss.) Benth.var.*bodinieri*(Dode) Huang 的干燥将近成熟果实。8—11 月果实尚未开裂时,剪下果枝,晒干或低温干燥,除去枝、叶、果梗等杂质。由于吴茱萸生品药性燥烈,故临床上以制吴茱萸最为常见。

【炮制品的性效特点】

1. **吴茱萸** 辛、苦,热;有小毒。归肝、脾、胃、肾经。具有散寒止痛、降逆止呕、助阳止泻的功效。生品长于祛寒燥湿,由于吴茱萸有小毒,因此大多外用,用于口疮、湿疹、牙痛等,还可用于高血压辅助治疗。

2. **制吴茱萸** 不论采用何种炮制方法,对于吴茱萸均具有显著的减毒作用,可用作内服。甘草制吴茱萸,多用于厥阴头痛,脘腹冷痛,呕吐吞酸,寒疝腹痛,寒湿脚气,五更泄泻。常用于吴茱萸汤(《伤寒论》)、四神丸(《证治准绳》)、温经汤《金匮要略》等。

【不同炮制品临床应用辨析】

吴茱萸生用有小毒,多外用,偏于祛寒燥湿;制吴茱萸散寒止痛,降逆止呕,助阳止泻。

· 小茴香 ·

本品为伞形科植物茴香 *Foeniculum vulgare* Mill. 的干燥成熟果实。秋季果实初熟时采割植株,晒干,打下果实,除去杂质。常用炮制品有小茴香和盐小茴香。

【炮制品的性效特点】

1. **小茴香** 辛,温。具有散寒止痛、理气和胃的功效。用于寒疝腹痛,睾丸偏坠,痛经,少腹冷痛,脘腹胀痛,食少吐泻。

2. **盐小茴香** 盐炙后辛散作用稍缓,专于下行,擅长温肾祛寒,疗疝止痛,用于寒疝腹痛,睾丸偏坠,经寒腹痛。常用于天台乌药散(《医学发明》)、暖肝煎(《景岳全书》)、少腹逐瘀汤(《医林改错》)等。

【不同炮制品临床应用辨析】

小茴香具有散寒止痛、理气和胃的功效。小茴香生用辛散作用较强,理气和胃力胜;盐小茴香入肾,温肾祛寒作用较强。临床盐小茴香较常用。

第八章

理气药

·青皮·

本品为芸香科植物橘 *Citrus reticulata* Blanco 及其栽培变种的干燥幼果或未成熟果实的果皮。5—6月收集自落的幼果，晒干，习称“个青皮”；7—8月采收未成熟的果实，在果皮上纵剖成四瓣至基部，除尽瓤瓣，晒干，习称“四花青皮”。常用炮制品有青皮和醋青皮。

【炮制品的性效特点】

1. **青皮**　苦、辛，温。具有疏肝破气、消积化滞的功效。生用性烈，辛散力强，长于破气消积，多用于饮食积滞，癥积痞块。常用于化肝煎（《景岳全书》）等。

2. **醋青皮**　青皮经醋炙后辛烈之性得到缓和，并且增强舒肝止痛、消积化滞的功效，多用于胁肋胀痛、乳房胀痛及疝气疼痛等。常用于天台乌药散（《医学发明》）、青阳汤（《医醇剩义》）等。

【不同炮制品临床应用辨析】

青皮生用药性烈，辛散力强，偏于破气消积；醋炙后药性缓和，偏于舒肝止痛、消积化滞。

·枳实·

本品为芸香科植物酸橙 *Citrus aurantium* L. 及其栽培变种或甜橙 *Citrus sinensis* Osbeck 的干燥幼果。5—6月收集自落的果实，除去杂质，自中部横切为两半，晒干或低温干燥，较小者直接晒干或低温干燥。常用炮制品有枳实和麸炒枳实。

【炮制品的性效特点】

1. 枳实 苦、辛、酸，微寒。具有破气消积、化痰散痞的功效。枳实生用作用较为峻烈，长于破气消痰，多用于痰阻气滞胸痹、痰饮咳喘等。常用于清气化痰丸（《医方考》）、四逆散（《伤寒论》）、枳实薤白桂枝汤（《金匮要略》）。

2. 麸炒枳实 麸炒枳实缓和烈性，这符合古人“麸皮制去燥性而和胃”及“生用峻烈，麸炒略缓”的记载。麸炒枳实长于消积化痞，多用于食积胃脘痞满，积滞便秘，湿热泻痢。常用于大承气汤（《伤寒论》）、麻子仁丸（《伤寒论》）、黄龙汤（《伤寒六书》）、枳实消痞丸（《兰室秘藏》）、枳实导滞丸（《内外伤辨惑论》）、大柴胡汤（《金匮要略》）。

【不同炮制品临床应用辨析】

枳实生用作用较为峻烈，长于破气消痰；麸炒枳实缓和烈性，长于消积化痞。

·木香·

本品为菊科植物木香 *Aucklandia lappa* Decne. 的干燥根。秋、冬二季采挖，除去泥沙和须根，切段，大的再纵剖成瓣，干燥后撞去粗皮。常用炮制品有木香和煨木香。

【炮制品的性效特点】

1. 木香 辛、苦，温。具有行气止痛、健脾消食的功效。用于胸胁、脘腹胀痛，泻痢后重，食积不消，不思饮食。常用于归脾汤（《重订严氏济生方》）、苏合香丸（《外台秘要》）、天台乌药散（《医学发明》）、实脾散（《重订严氏济生方》）、健脾丸（《证治准绳》）、参苏饮（《三因极一病证方论》）、香连丸（《太平惠民和剂局方》）、香砂六君子汤（《万病回春》）、厚朴温中汤（《医学入门》）、橘核丸（《严氏济生方》）等。

2. 煨木香 木香煨制后除去了部分油脂，实肠止泻作用增强，用于泄泻腹痛。常用于芍药汤（《素问病机气宜保命集》）、真人养脏汤（《太平惠民和剂局方》）等。

【不同炮制品临床应用辨析】

木香生用具有行气止痛的功效,在传统方剂中生用往往标注为“不见火”;煨木香行气止痛作用减弱,增强了健脾止泻作用,用于治疗脾虚泄泻的方剂。

·香附·

本品为莎草科植物莎草 *Cyperus rotundus* L. 的干燥根茎。秋季采挖,燎去毛须,置沸水中略煮或蒸透后晒干,或燎后直接晒干。常用炮制品有香附和醋香附。

【炮制品的性效特点】

1. 香附 辛、微苦、微甘,平。归肝、脾、三焦经。具有疏肝解郁、理气宽中、调经止痛的功效。生用能上行胸膈,外达肌肤,故多入解表剂,以理气解郁为主。用于风寒感冒,胸膈痞闷,胁肋疼痛等。常用于香苏散(《太平惠民和剂局方》)、二香散(《妇人良方》)。

2. 醋香附 香附醋炙后,能专入肝经,增强疏肝止痛作用,并能消积化滞,用于伤食腹痛,血中气滞,寒凝气滞,胃脘疼痛等。常用于柴胡疏肝散(《证治准绳》)、越鞠丸(《丹溪心法》)、良附丸(《良方集腋》)、膈下逐瘀汤(《医林改错》)、固经丸(《丹溪心法》)。

【不同炮制品临床应用辨析】

香附生用能上行胸膈,外达肌肤,多入解表剂;醋炙后能专入肝经,增强疏肝解郁作用,并能消积化滞。

·川楝子·

本品为楝科植物川楝 *Melia toosendan* Sieb.et Zucc. 的干燥成熟果实。冬季果实成熟时采收,除去杂质,干燥。常用炮制品有川楝子、炒川楝子和盐川楝子。

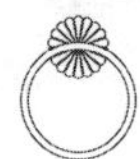

【炮制品的性效特点】

1. 川楝子 苦,寒;有小毒。具有疏肝泄热、行气止痛、杀虫的功效。用于肝郁化火,胸胁、脘腹胀痛,疝气疼痛,虫积腹痛。

2. 炒川楝子 川楝子炒后可缓和苦寒之性,降低毒性,并减轻滑肠之弊,以疏肝理气力胜。用于胸胁胀痛及胃脘疼痛。常用于一贯煎(《续名医类案》)、柴胡疏肝散(《证治准绳》)、金铃子散(《太平圣惠方》)等。

3. 盐川楝子 川楝子盐制后引药下行,作用专于下焦,长于疗疝止痛,常用于疝气疼痛。常用于导气汤(《医方集解》)、川楝茴香散(《瑞竹堂经验方》)等。

【不同炮制品临床应用辨析】

川楝子具有疏肝泄热、行气止痛、杀虫的功效。临床上生用较少,多用其炮制品。炒川楝子以疏肝理气力胜;盐川楝子引药下行,作用专于下焦,长于疗疝止痛。

第九章 消食药

·山楂·

本品为蔷薇科植物山里红 *Crataegus pinnatifida* Bge.var.*major* N.E.Br. 或山楂 *Crataegus pinnatifida* Bge. 的干燥成熟果实。秋季果实成熟时采收，切片，干燥。常用炮制品有山楂、炒山楂和焦山楂。

【炮制品的性效特点】

1. **山楂**　酸、甘，微温。具有消食健胃、行气散瘀、化浊降脂的功效。用于肉食积滞，胃脘胀满，泻痢腹痛，瘀血经闭，产后瘀阻，心腹刺痛，胸痹心痛，疝气疼痛，高脂血症。

2. **炒山楂**　炒山楂酸味减弱，可缓和对胃的刺激性，善于消积化食，用于积食停滞，脾虚食滞。常用于健脾丸（《证治准绳》）、启脾丸（《万病回春》）、沉香化滞丸（《重订通俗伤寒论》）等。

3. **焦山楂**　焦山楂消食导滞作用增强。用于肉食积滞，泻痢不爽。常用于保和丸（《丹溪心法》）、槟榔消痞散（《全国中药成药处方集》）等。

【不同炮制品临床应用辨析】

山楂具有消食健胃、行气散瘀、化浊降脂的功效。生用行气散瘀、化浊降脂作用力胜；炒山楂和焦山楂消食健胃作用增强。

·莱菔子·

本品为十字花科植物萝卜 *Raphanus sativus* L. 的干燥成熟种子。夏季果实成熟时采割植株，晒干，搓出种子，除去杂质，再晒干。常用炮制品有莱菔子、炒莱菔子。

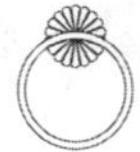

【炮制品的性效特点】

1. **莱菔子**　辛、甘，平。具有消食除胀、降气化痰的功效。生品能升能散，长于涌吐风痰，用于痰涎壅盛者。常用于痢泻丸（《经验奇方》）等。

2. **炒莱菔子**　炒后性降，药性缓和，有香气，可避免生品服后恶心的副作用，并长于消食除胀，降气化痰。用于食积腹胀，气喘咳嗽。常用于三子养亲汤（《杂病广要》）、保和丸（《丹溪心法》）等。

【不同炮制品临床应用辨析】

莱菔子生用药性能升能散，偏于涌吐风痰；炒制后，药性缓和以降为主，偏于消食除胀、降气化痰。

·麦芽·

本品为禾本科植物大麦 *Hordeum vulgare* L. 的成熟果实经发芽干燥的炮制加工品。常见炮制品有麦芽、炒麦芽及焦麦芽。

【炮制品的性效特点】

1. **麦芽**　甘，平。具有行气消食、健脾开胃、回乳消胀的功效。常用于消化不良，对于米、面积滞或食水果消化不良具有化积开胃的作用，对于食积化热者尤宜适用，与其他药物配伍，具有轻微的退热作用；同时具有疏肝气，消痞块的作用，适用于肝郁气滞、痰阻乳络、乳房结块等证。常用于镇肝熄风汤（《医学衷中参西录》）等。

2. **炒麦芽**　麦芽经炒制后性偏温而气香，具有行气消食回乳的功效。用于食积不消，妇女断乳。炒麦芽对于饮食停滞者，具有调和脾胃的作用，尤其适用于小儿乳积不消，时时吐乳；对于中虚食少者，具有健脾和胃，增进食欲的作用；大剂量炒麦芽具有明显的回乳之效。常用于四物回乳汤（《外科正宗》）、健脾丸（《证治准绳》）等。

3. **焦麦芽**　性偏温而味甘、微涩，具有消食化滞的功效。用于食积不消，脘腹胀痛。对于脾胃虚寒、运化无权、大便溏泻具有补气益脾、和中止泻的作用。

【不同炮制品临床应用辨析】

麦芽生用具有行气消食、健脾开胃、回乳消胀的功效。药性偏凉，适用于食积化热者；炒制后性偏温而气香，适用于小儿和体虚者的饮食停滞，大剂量炒麦芽具有明显的回乳功效，炒焦后偏于和中止泻。

第十章

驱虫药

·槟榔·

本品为棕榈科植物槟榔 *Areca catechu* L. 的干燥成熟种子。春末至秋初采收成熟果实，用水煮后，干燥，除去果皮，取出种子，干燥。常用炮制品有槟榔和炒槟榔。

【炮制品的性效特点】

1. **槟榔** 苦、辛，温。具有杀虫、消积、行气、利水、截疟的功效。生品药性峻猛，以杀虫、降气、行水消肿、截疟力胜。用于绦虫病，蛔虫病，姜片虫病，虫积腹痛，积滞泻痢，里急后重，水肿脚气，疟疾。常用于天台乌药散（《医学发明》）、达原饮（《温疫论》）、肥儿丸（《医学入门》）、木香槟榔丸（《医方考》）、鸡鸣散（《景岳全书》）、舟车丸（《景岳全书》）、疏凿饮子（《医方集解》）、柴胡达原饮（《重订伤寒杂病论》）、四磨汤（《医方集解》）等。

2. **炒槟榔** 炒后可缓和药性，以免耗气伤正，并能减少服后恶心、腹泻、腹痛的副作用。常用于芍药汤（《素问病机气宜保命集》）、实脾散（《重订严氏济生方》）等。

【不同炮制品临床应用辨析】

槟榔生用偏于杀虫、降气、行水消肿、截疟，药性峻猛，炒制后药性缓和，以避免耗伤正气，降低不良反应。

第十一章 止血药

· 大蓟 ·

本品为菊科植物蓟 *Cirsium japonicum* Fisch. ex DC. 的干燥地上部分。夏、秋二季花开时采割地上部分，除去杂质，晒干。常用炮制品有大蓟和大蓟炭。

【炮制品的性效特点】

1. 大蓟(鲜大蓟) 甘、苦，凉。归心、肝经。具有凉血止血、散瘀解毒消痈的功效。用于衄血，吐血，尿血，便血，崩漏，外伤出血，痈肿疮毒。大蓟生品以凉血消肿力胜，常用于热淋、痈肿疮毒及热邪偏盛出血证。鲜大蓟苦寒之性更强，凉血止血作用更专。常用于大蓟饮(《普济方》)等。

2. 大蓟炭 炒炭后凉性减弱，收敛止血作用增强。用于衄血，吐血，尿血，便血，崩漏，外伤出血。常用于十灰散(《十药神书》)等。

【不同炮制品临床应用辨析】

大蓟具有凉血止血，散瘀解毒消痈的功效。生用偏于散瘀解毒消痈；大蓟炭偏于凉血止血。

· 小蓟 ·

本品为菊科植物刺儿菜 *Cirsium setosum*(Willd.) MB. 的干燥地上部分。夏、秋二季花开时采割，除去杂质，晒干。常用炮制品有小蓟和小蓟炭。

【炮制品的性效特点】

1. 小蓟(鲜小蓟) 甘、苦，凉。具有凉血止血、散瘀解毒消痈的功效。用于衄血，吐血，尿血，血淋，便血，崩漏，外伤出血，痈肿疮毒。小蓟生品以凉血

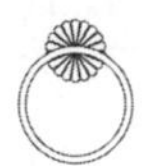

消肿力胜，常用于热淋、痈肿疮毒及热邪偏盛出血证。鲜大蓟苦凉之性更强，凉血止血作用更专。常用于小蓟饮子(《济生方》)等。

2. 小蓟炭 炒炭后凉性减弱，收敛止血作用增强。用于吐血、呕血、咯血、嗽血等出血较急者。常用于十灰散(《十药神书》)等。

【不同炮制品临床应用辨析】

小蓟具有凉血止血、散瘀解毒消痈的功效。小蓟生品和鲜品功效以散瘀解毒消痈为主，凉血止血效果不及小蓟炭；小蓟炭偏于凉血止血。

· 侧柏叶 ·

本品为柏科植物侧柏 *Platycladus orientalis* (L.) Franco 的干燥枝梢和叶。多在夏、秋二季采收，阴干。常用炮制品有侧柏叶和侧柏叶炭。

【炮制品的性效特点】

1. 侧柏叶 苦、涩，寒。具有凉血止血、化痰止咳、生发乌发的功效。以清热凉血、止咳去痰力胜。常用于槐花散(《普济本事方》)等。

2. 侧柏叶炭 制炭后寒凉之性趋于平和，专于收涩止血，常用于热邪不盛的各种出血证。常用于十灰散(《十药神书》)等。

【不同炮制品临床应用辨析】

侧柏叶具有凉血止血、化痰止咳、生发乌发的功效。侧柏叶生用偏于清热凉血、止咳去痰；侧柏叶炭寒凉之性趋于平和，专于收涩止血。

· 蒲黄 ·

本品为香蒲科植物水烛香蒲 *Typha angustifolia* L.、东方香蒲 *Typha orientalis* Presl 或同属植物的干燥花粉。夏季采收蒲棒上部的黄色雄花序，晒干后碾轧，筛取花粉。常用炮制品有蒲黄和蒲黄炭。

【炮制品的性效特点】

1. **蒲黄** 甘,平。具有止血、化瘀、通淋的功效。用于吐血,衄血,咯血,崩漏,外伤出血,经闭痛经,胸腹刺痛,跌扑肿痛,血淋涩痛。常用于失笑散(《太平惠民和剂局方》)、蒲黄散(《严氏济生方》)等。

2. **蒲黄炭** 炒炭后性涩,能增强止血作用。用于咯血、吐血、衄血、尿血、便血、崩漏及外伤出血。常用于小蓟饮子(《济生方》)等。

【不同炮制品临床应用辨析】

蒲黄具有止血、化瘀、通淋的功效。蒲黄生用偏于化瘀、通淋;蒲黄炭偏于止血。

· 艾叶 ·

本品为菊科植物艾 *Artemisia argyi* Lévl.et Vant. 的干燥叶。夏季花未开时采摘,除去杂质,晒干。常用炮制品规格有醋艾叶和艾叶炭。

【炮制品的性效特点】

1. **艾叶** 辛、苦,温;有小毒。具有温经止血、散寒止痛的功效;外用祛湿止痒。生用味芳香,可以入血,辛热可以解寒,善于理气血、散风寒湿邪,多用于少腹冷痛,经寒不调,皮肤湿疹瘙痒。常用于四生丸(《医方考》)。

2. **醋艾叶** 温而不燥,并能增强逐寒止痛作用。多用于虚寒之证。常用于艾附暖宫丸(《万病回春》)、胶艾四物汤(《古今医鉴》)。

3. **艾叶炭** 辛散之性大减,温经止血力强,多用于虚寒性出血证。

4. **醋艾叶炭** 醋艾叶炭兼具醋艾叶和艾叶炭的药性,既可以增强逐寒止痛作用,又增强了温经止血的功效。

【不同炮制品临床应用辨析】

艾叶具有温经止血、散寒止痛的功效;外用祛湿止痒。艾叶生用有小毒,一般外用,内服解表散寒作用较强;醋艾叶温经止血,用于虚寒性出血;艾叶炭辛散之性大减,温经止血力强;醋艾叶炭既可以增强逐寒止痛作用,又增强了温经止血的功效。

第十二章

活血化瘀药

· 川芎 ·

本品为伞形科植物川芎 *Ligusticum chuanxiong* Hort. 的干燥根茎。夏季当茎上的节盘显著突出，并略带紫色时采挖，除去泥沙，晒后烘干，再去须根。常用炮制品有川芎和酒川芎。

【炮制品的性效特点】

1. 川芎　辛，温。具有活血行气、祛风止痛的功效。用于胸痹心痛，胸胁刺痛，跌扑肿痛，月经不调，经闭痛经，癥瘕腹痛，头痛，风湿痹痛。常用于柴胡疏肝散（《证治准绳》）、防风通圣散（《黄帝素问宣明论方》）、五积散（《仙授理伤续断秘方》）、酸枣仁汤（《金匮要略》）、越鞠丸（《丹溪心法》）、血府逐瘀汤（《医林改错》）、补阳还五汤（《医林改错》）、温经汤（《金匮要略》）、生化汤（《傅青主女科》）、川芎茶调散（《太平惠民和剂局方》）、大秦艽汤（《素问病机气宜保命集》）、羌活胜湿汤（《脾胃论》）、独活寄生汤（《备急千金要方》）、荆防败毒散（《外科正宗》）、十全大补汤（《医方考》）、膈下逐瘀汤（《医林改错》）、少腹逐瘀汤（《医林改错》）等。

2. 酒川芎　酒炙后能引药上行，增强活血、行气、止痛作用。用于血瘀头痛、偏头痛，风寒湿痛，产后瘀阻腹痛等。常用于四物汤（《仙授理伤续断秘方》）、八珍汤（《正体类要》）、桃红四物汤（《玉机微义》）、胶艾汤（《金匮要略》）、圣愈汤（《医宗金鉴》）等。

【不同炮制品临床应用辨析】

川芎具有活血行气、祛风止痛的功效。生用气厚味薄，辛香走窜力强，祛风止痛，活血行气作用也强；酒炙后能引药上行，增强活血、行气、止痛作用。

·乳香·

本品为橄榄科植物乳香树 *Boswellia carterii* Birdw. 及同属植物 *Boswellia bhaw-dajiana* Birdw. 树皮渗出的树脂。分为索马里乳香和埃塞俄比亚乳香，每种乳香又分为乳香珠和原乳香。常见炮制品有乳香和醋乳香。

【炮制品的性效特点】

1. **乳香** 辛、苦，温。生用气味辛烈，对胃有较强的刺激性，易引起呕吐，但活血消肿止痛力强，用于瘀血肿痛或外用。常用于七厘散(《良方集腋》)等。

2. **醋乳香** 乳香炙后降低其挥发油含量，缓和刺激性，利于服用，便于粉碎。醋炙乳香可增强活血止痛、收敛生肌的功效，并可矫臭矫味。故临床内服多炙用。常用于小活络丹(《太平惠民和剂局方》)、仙方活命饮(《校注妇人良方》)等。

【不同炮制品临床应用辨析】

乳香具有活血定痛、消肿生肌的功效。临床常用醋乳香，生品多入丸散剂或外用，醋乳香与乳香功效基本一致。

·没药·

本品为橄榄科植物地丁树 *Commiphora myrrha* Engl. 或哈地丁树 *Commiphora molmol* Engl. 的干燥树脂。分为天然没药和胶质没药。常用炮制品有没药和醋没药。

【炮制品的性效特点】

1. **没药** 辛、苦，平。生用气味浓烈，对胃有一定的刺激性，容易引起恶心、呕吐，多外用，但生品化瘀力强，用于瘀损肿瘤，跌扑损伤，骨折筋伤等证。常用于七厘散(《良方集腋》)等，多入丸散剂。

2. **醋没药** 炒没药能缓和刺激性，便于粉碎。醋炙后能增强活血止痛，收敛生肌的作用，缓和刺激性，临床上以醋炙品应用居多。用于经闭，痛经，脘腹疼痛，跌打伤痛，痈疽肿痛，且便于服用，易于粉碎，矫臭矫味。常用于仙方活命饮(《校注妇人良方》)等。

【不同炮制品临床应用辨析】

没药生用化瘀力强，但气味太过浓烈，易引起胃部不适，故多醋炙使用，不仅可缓解刺激性，还可增强其活血止痛，收敛生肌的作用。

· 牛膝 ·

本品为苋科植物牛膝 *Achyranthes bidentata* Bl. 的干燥根。冬季茎叶枯萎时采挖，除去须根和泥沙，捆成小把，晒至干皱后，将顶端切齐，晒干。常用炮制品有牛膝、酒牛膝和盐牛膝。

【炮制品的性效特点】

1. **牛膝** 苦、甘、酸，平。生用长于活血祛瘀，引血下行。用于瘀血阻滞的月经不调，痛经，闭经，癥瘕，产后瘀阻腹痛，阴虚阳亢，头目眩晕。常用于玉女煎（《景岳全书》）、血府逐瘀汤（《医林改错》）、镇肝熄风汤（《医学衷中参西录》）等。

2. **酒牛膝** 酒炙后，活血祛瘀、通经止痛的作用增强。用于风湿痹痛，肢体活动不利等证。常用于独活寄生汤（《备急千金要方》）等。

3. **盐牛膝** 盐炙后能引药入肾，增强补肝肾，强筋骨，利尿通淋的作用。用于肾虚腰痛，月水不利，脐腹作痛，湿热下注，尤以下半身腰膝关节疼痛为长。常用于地黄滋阴汤（《不知医必要》）、回澜饮（《经验各种秘方辑要》）等。

【不同炮制品临床应用辨析】

牛膝生用长于活血祛瘀，且为引经药，可引药下行；酒炙后，通经止痛的作用增强；盐炙入肾，补肝肾、强筋骨、利尿通淋的作用增强。

· 川牛膝 ·

本品为苋科植物川牛膝 *Cyathula officinalis* Kuan 的干燥根。秋、冬二季采挖，除去芦头、须根及泥沙，烘或晒至半干，堆放回润，再烘干或晒干。常用炮制品有川牛膝和酒川牛膝。

【炮制品的性效特点】

1. **川牛膝** 甘、微苦，平。具有逐瘀通经、通利关节、利尿通淋的功效。用于经闭癥瘕，胞衣不下，跌扑损伤，风湿痹痛，足痿筋挛，尿血血淋。常用于血府逐瘀汤(《医林改错》)、天麻钩藤饮(《中医内科杂病证治新义》)等。

2. **酒川牛膝** 酒炙后补肝肾、强筋骨、祛瘀止痛的作用增强，用于腰膝酸痛，筋骨无力，经闭癥瘕。常用于左归丸(《景岳全书》)等。

3. **盐川牛膝** 盐炙后引药下行走肾经，通淋行瘀的作用增强，用于小便淋漓涩痛，尿血，小便不利。

【不同炮制品临床应用辨析】

川牛膝生用为活血化瘀类药，具有逐瘀通经，通利关节，利尿通淋的功效；酒炙和盐炙后变为滋补肝肾类药物。酒炙后作用为补肝肾、强筋骨、祛瘀止痛；盐炙后引药下行走肾经，既有滋补肝肾作用，又有通淋行瘀作用。

·王不留行·

本品为石竹科植物麦蓝菜 *Vaccaria segetalis*(Neck.) Garcke 的干燥成熟种子。夏季果实成熟、果皮尚未开裂时采割植株，晒干，打下种子，除去杂质，再晒干。常用炮制品有王不留行和炒王不留行。

【炮制品的性效特点】

1. **王不留行** 苦，平。具有活血通经、下乳消肿、利尿通淋的功效。用于经闭，痛经，乳汁不下，乳痈肿痛，淋证涩痛。

2. **炒王不留行** 炒后爆裂体泡，易于煎出有效成分，且性偏温，走散力较强，长于活血通经，下乳，利水通淋。用于产后乳汁不下，经闭，淋证，小便不利。常用于涌泉散(《卫生宝鉴》)等。

【不同炮制品临床应用辨析】

王不留行临床用炒王不留行，有利于煎出有效成分，属于“逢子必炒”的炮制理念。

· 土鳖虫 ·

本品为鳖蠊科昆虫地鳖 *Eupolyphaga sinensis* Walker 或冀地鳖 *Steleophaga plancyi*（Boleny）的雌虫干燥体。捕捉后，置沸水中烫死，晒干或烘干。常用的炮制品有土鳖虫和炒土鳖虫。

【炮制品的性效特点】

1. **土鳖虫**　咸，寒；有小毒。具有破血逐瘀、续筋接骨的功效。

2. **炒土鳖虫**　炒制后，消除其不良气味，质变酥脆，便于粉碎和服用。用于血瘀经闭，筋骨折伤，癥瘕痞块。常用于鳖甲煎丸（《金匮要略》）、大黄䗪虫丸（《金匮要略》）、下淤血汤（《金匮要略》）等。

【不同炮制品临床应用辨析】

土鳖虫生用具有破血逐瘀、续筋接骨的功效，炒制后便于粉碎服用，且矫臭矫味。

第十三章 化痰止咳平喘药

· 半夏 ·

本品为天南星科植物半夏 *Pinellia ternata*(Thunb.) Breit. 的干燥块茎。夏、秋二季采挖,洗净,除去外皮和须根,晒干。常用炮制品有姜半夏、法半夏、清半夏和半夏曲。

【炮制品的性效特点】

1. 半夏 辛,温;有毒。具有燥湿化痰、降逆止呕、消痞散结的功效。一般不内服,多外用。外用治痈肿痰核,磨汁涂,或研末酒调敷患处,或与他药共制成外用剂型。生品为 27 种医疗用毒性中药之一,用于治肿瘤顽症等,如桂麝散(《药奁启秘》)。一般与生姜配伍久煎,不宜入丸散使用。

2. 法半夏 辛,温。用甘草、石灰加工后,不仅降低了半夏的毒性,还增强了半夏的祛痰止咳作用,故法半夏长于燥湿化痰。用于痰多咳喘,痰饮眩悸,风痰眩晕痰厥头痛。常用于半夏白术天麻汤(《医方考》《医学心悟》)、涤痰汤(《奇效良方》)。

3. 姜半夏 辛,温。用白矾生姜加工后,不仅降低了半夏毒性,还增强了半夏温中止呕之效。故姜半夏善于止呕,以温中化痰、降逆止呕为主,用于痰饮呕吐,胃脘痞满。常用于小柴胡汤(《伤寒论》)、半夏泻心汤(《伤寒论》)、半夏厚朴汤(《金匮要略》)、回阳救急汤(《伤寒六书》)、温胆汤(《三因极一病证方论》)等。

4. 清半夏 辛,温。用白矾加工后,性温而燥,燥湿化痰之力最强,用于湿痰咳嗽,胃脘痞满,痰涎凝聚,咯吐不出。常用于二陈汤(《太平惠民和剂局方》)、苏子降气汤(《太平惠民和剂局方》)、温经汤(《金匮要略》)、杏苏散(《温病条辨》)、三仁汤(《温病条辨》)、清气化痰丸(《医方考》)、瓜蒌薤白半夏汤(《金匮要略》)、鳖甲煎丸(《金匮要略》)等。

5. 半夏曲 辛、苦,平。加赤小豆、苦杏仁、鲜青蒿、鲜辣蓼、鲜苍耳发酵后,增加了消食解表之功，故半夏曲长于消食宽中，化痰止咳。用于恶心呕吐，食积痞满，咳嗽痰壅。常用于枳实消痞丸(《兰室秘藏》)、冷哮丸(《张氏医通》)等。

【不同炮制品临床应用辨析】

半夏生用属于医疗用毒性中药饮片，能戟人咽喉，使人呕吐、咽喉肿痛、失音，一般不内服，多外用，主治痈肿痰核；姜半夏增强了半夏降逆止呕和温中散寒作用，善于温中化痰、降逆止呕；法半夏用甘草汁和石灰水炮制，祛寒痰和风痰的作用较强；清半夏用白矾水浸泡，燥湿化痰的作用最强；清半夏和法半夏都具有燥湿化痰的作用，但法半夏则侧重治疗风痰证；半夏曲经过发酵增加了消食解表的功效，偏于消食宽中、化痰止咳。

· 白附子 ·

本品为天南星科植物独角莲 *Typhonium giganteum* Engl. 的干燥块茎。秋季采挖，除去须根和外皮，晒干。常用炮制品有白附子和制白附子。

【炮制品的性效特点】

1. **白附子**　辛，温；有毒。具有祛风痰、定惊搐、解毒散结、止痛的功效。用于中风痰壅，口眼㖞斜，语言謇涩，惊风癫痫，破伤风，痰厥头痛，偏正头痛，瘰疬痰核，毒蛇咬伤。白附子有毒，生用一般多外用。长于祛风痰，定惊搐，解毒止痛，用于口眼㖞斜，破伤风；外治瘰疬痰核，毒蛇咬伤。传统方剂牵正散(《杨氏家藏方》)、玉真散(《外科正宗》)等用白附子生品，但现代一般不生用内服。

2. **制白附子**　经生姜、白矾炮制后，可降低白附子毒性，增强祛风痰作用。用于偏头痛，痰湿头痛，咳嗽痰多等。常用于白附饮(《活幼心书》)、白附子汤(《审视瑶函》)、白附子散(《普济本事方》)等。

【不同炮制品临床应用辨析】

白附子属于医疗用毒性中药饮片，一般多外用，传统方剂生用入丸散，主要作用祛风化痰止痉，现代一般不再生用内服；制白附子降低毒性，增强祛风痰作用。

· 白前 ·

本品为萝藦科植物柳叶白前 *Cynanchum stauntonii*(Decne.) Schltr.ex Lévl. 或芫花叶白前 *Cynanchum glaucescens*(Decne.) Hand.-Mazz. 的干燥根茎和根。秋季采挖,洗净,干燥。常用炮制品有白前和蜜白前。

【炮制品的性效特点】

1. 白前 辛、苦,微温。具有降气、消痰、止咳的功效。用于肺气壅实,咳嗽痰多,胸满喘急等。白前生用,味辛,对胃有一定刺激性,但性微温而不燥热,长于解表理肺,降气化痰。用于风寒咳嗽,痰湿咳喘,亦可用于肺热咳嗽等。常用于白前汤(《备急千金要方》)等。

2. 蜜白前 蜜炙缓和白前对胃的刺激性,增强润肺降气、化痰止咳的功效。用于肺虚咳嗽,肺燥咳嗽,咳嗽痰多等。常用于止嗽散(《医学心悟》)等。

【不同炮制品临床应用辨析】

白前生用味苦,性微温,既能用于肺热咳嗽,也可用于风寒咳嗽;蜜白前增强润肺化痰止咳的作用,用于肺虚咳嗽、肺燥咳嗽等。

· 竹茹 ·

本品为禾本科植物青秆竹 *Bambusa tuldoides* Munro、大头典竹 *Sinocalamus beecheyanus*(Munro) McClure var.*pubescens* P.F.Li 或淡竹 *Phyllostachys nigra*(Lodd.) Munro var.*henonis*(Mitf.) Stapf ex Rendle 的茎秆的干燥中间层。全年均可采制,取新鲜茎,除去外皮,将稍带绿色的中间层刮成丝条,或削成薄片,捆扎成束,阴干。前者称“散竹茹”,后者称“齐竹茹”。常用炮制品有竹茹和姜竹茹。

【炮制品的性效特点】

1. 竹茹 甘,微寒。归肺、胃、心、胆经。具有清热化痰、除烦、止呕的功效。用于痰热咳嗽,胆火挟痰,惊悸不宁,心烦失眠,中风痰迷,舌强不语,胃热呕吐,妊娠恶阻,胎动不安。常用于羚角钩藤汤(《通俗伤寒论》)、温胆汤(《三因极一病证方论》)。

2. 姜竹茹 姜炙后可缓解竹茹的微寒之性，能增强降逆止呕的功效，用于恶心呕吐。常用于蒿芩清胆汤（《重订通俗伤寒论》）、橘皮竹茹汤（《金匮要略》）、涤痰汤（《奇效良方》）。

【不同炮制品临床应用辨析】

竹茹具有清热化痰、除烦、止呕的功效。生用微有寒性，清热化痰作用力胜；姜竹茹寒性减弱，降逆止呕作用增强。

·瓦楞子·

本品为蚶科动物毛蚶 *Arca subcrenata* Lischke、泥蚶 *Arca granosa* Linnaeus 或魁蚶 *Arca inflata* Reeve 的贝壳。秋、冬至次年春捕捞，洗净，置沸水中略煮，去肉，干燥。常用的炮制品有瓦楞子和煅瓦楞子。

【炮制品的性效特点】

1. 瓦楞子 咸，平。具有消痰化瘀、软坚散结、制酸止痛的功效。瓦楞子生用善于消痰化瘀，软坚散结。用于顽痰胶结，痰稠难咯，瘿瘤，瘰疬，癥瘕痞块。

2. 煅瓦楞子 煅后质地酥脆，便于粉碎，制酸止痛力强，偏于治胃酸过多，胃痛泛酸。常用于软坚汤（《临证医案医方》）、平中饮（《杂症会心录》）、含化丸（《证治准绳》）等。

【不同炮制品临床应用辨析】

瓦楞子生用偏于消痰化瘀，软坚散结；煅制后便于粉碎服用，且增强其制酸止痛功效。

·苦杏仁·

本品为蔷薇科植物山杏 *Prunus armeniaca* L.var.*ansu* Maxim.、西伯利亚杏 *Prunus sibirica* L.、东北杏 *Prunus mandshurica*（Maxim.）Koehne 或杏 *Prunus armeniaca* L. 的干燥成熟种子。夏季采收成熟果实,除去果肉及核壳,取出种子,晒干。常用炮制品有苦杏仁、焯苦杏仁和炒苦杏仁。

【炮制品的性效特点】

1. 苦杏仁 苦,微温;有小毒。生用长于润肺止咳、润肠通便。

2. 焯苦杏仁 焯法制后可杀酶保苷,可最大限度保留有效成分。其功效与生品类似。常用于桑杏汤(《温病条辨》)等。

3. 炒苦杏仁 苦杏仁经炒制后,温性增强,并且能够降低其毒性。长于温肺散寒,用于肺寒咳喘、久喘肺虚,同样也可用于肠燥便秘。常用于清燥救肺汤(《医门法律》)、五仁丸(《世医得效方》)、华盖散(《太平惠民和剂局方》)等。

【不同炮制品临床应用辨析】

苦杏仁生用偏于润肺止咳、润肠通便;焯法制后有杀酶保苷的作用,与苦杏仁作用基本一致;炒制后,温性增强,毒性降低,偏于温肺散寒。

· 百部 ·

本品为百部科植物直立百部 *Stemona sessilifolia*(Miq.) Miq.、蔓生百部 *Stemona japonica*(Bl.) Miq. 或对叶百部 *Stemona tuberosa* Lour. 的干燥块根。春、秋二季采挖,除去须根,洗净,置沸水中略烫或蒸至无白心,取出,晒干。常用炮制品有百部和蜜百部。

【炮制品的性效特点】

1. 百部 甘、苦,微温。具有润肺下气止咳、杀虫灭虱的功效。用于新久咳嗽,肺痨咳嗽,顿咳;外用于头虱,体虱,蛲虫病,阴痒。百部生品有小毒,对胃有一定的刺激性,一般不内服。以灭虱杀虫见长,外用治疗疥癣,灭头虱、体虱,驱蛲虫。常用于百部膏(《医学心悟》)等。

2. 蜜百部 蜜炙可缓和对胃的刺激性,并增强润肺止咳的功效。用于肺虚久咳,阴虚劳嗽,痰中带血以及百日咳等证。常用于止嗽散(《医学心悟》)、月华丸(《医学心悟》)等。

【不同炮制品临床应用辨析】

百部生用以杀虫灭虱为主，一般不做内服；蜜百部偏于润肺下气止咳，用于肺虚久咳，阴虚劳嗽，痰中带血以及百日咳等证。

· 枇杷叶 ·

本品为蔷薇科植物枇杷 *Eriobotrya japonica*（Thunb.）Lindl. 的干燥叶。全年均可采收，晒至七八成干时，扎成小把，再晒干。常用炮制品有枇杷叶和蜜枇杷叶。

【炮制品的性效特点】

1. **枇杷叶** 苦，微寒。具有清肺止咳、降逆止呕的功效。用于肺热咳嗽，气逆喘急，胃热呕逆，烦热口渴。常用于川贝枇杷糖浆(2020年版《中国药典》)。

2. **蜜枇杷叶** 蜜炙后增强润肺止咳作用，用于肺燥或肺阴不足，咳嗽痰稠等。常用于清燥救肺汤(《医门法律》)。

【不同炮制品临床应用辨析】

枇杷叶功能为清肺止咳，降逆止呕。枇杷叶生用多用于肺热咳嗽，气逆喘急，胃热呕逆；蜜枇杷叶增强润肺止咳作用，多用于肺燥或肺阴不足，咳嗽痰稠等。

· 桑白皮 ·

本品为桑科植物桑 *Morus alba* L. 的干燥根皮。秋末叶落时至次春发芽前采挖根部，刮去黄棕色粗皮，纵向剖开，剥取根皮，晒干。常用的炮制品有桑白皮和蜜桑白皮。

【炮制品的性效特点】

1. **桑白皮** 甘，寒。具有泻肺平喘、利水消肿的功效。用于肺热喘咳，水肿胀满尿少，面目肌肤浮肿。常用于泻白散(《小儿药证直诀》)、五皮散(《华氏中藏经》)等。

2. 蜜桑白皮 桑白皮蜜炙后能缓和寒泻之性,并可润肺止咳,用于肺虚咳喘。常用于九仙散(《医学正传》)、定喘汤(《摄生众妙方》)等。

【不同炮制品临床应用辨析】

桑白皮具有泻肺平喘、利水消肿的功效。生用泻肺、利水消肿作用较强;蜜炙后润肺止咳、平喘作用力胜。

第十四章

安神药

· 磁石 ·

本品为氧化物类矿物尖晶石族磁铁矿，主含四氧化三铁（Fe_3O_4）。采挖后，除去杂石。常用炮制品有磁石和煅磁石。

【炮制品的性效特点】

1. **磁石**　咸，寒。善于平肝潜阳，镇静安神，多用于惊悸，失眠，头晕目眩。常用于磁朱丸（《备急千金要方》）等。

2. **煅磁石**　煅磁石聪耳明目，补肾纳气力强，并易于粉碎与制剂，多用于耳鸣、耳聋、视物昏花、白内障、肾虚气喘、遗精等。常用于磁石丸（《三因极一病证方论》）等。

【不同炮制品临床应用辨析】

磁石具有镇惊安神、平肝潜阳，聪耳明目、纳气平喘的功效。生用主要用于平肝潜阳、镇静安神；煅磁石多用于聪耳明目、补肾纳气。

· 龙骨 ·

本品为古代（中生代、新生代）哺乳动物如三趾马、犀类、鹿类、牛类、象类、羚羊等骨骼化石或象类门齿的化石。前者习称“龙骨”，后者习称“五花龙骨”。挖出后，除去泥土及杂质。常用炮制品有龙骨和煅龙骨。

【炮制品的性效特点】

1. **龙骨**　甘、涩，平。具有镇静安神、收敛固涩的功效。生用镇惊潜阳作用较强，用于怔忡多梦，惊痫，头目眩晕。常用于镇肝熄风汤（《医学衷中参西录》)等。

2. 煅龙骨 龙骨煅后可增强收敛固涩、生肌的功效,用于盗汗、自汗、遗精、带下、崩漏、白带、久泻、久痢、疮口不敛等。常用于固冲汤(《医学衷中参西录》)、金锁固精丸(《医方集解》)、桑螵蛸散(《本草衍义》)等。

【不同炮制品临床应用辨析】

龙骨具有镇静安神、收敛固涩的功效。生用镇静安神作用力胜;煅龙骨收敛固涩、生肌作用较强。

· 紫石英 ·

本品为氟化物类矿物萤石族萤石,主含氟化钙(CaF_2)。采挖后,除去杂石。常用炮制品有紫石英和煅紫石英。

【炮制品的性效特点】

1. 紫石英 甘,温。善于镇心安神,用于心悸易惊,癫痫抽搐等。常用于风引汤(《金匮要略方论》)等。

2. 煅紫石英 煅紫石英质酥易碎,醋制后入肝走血分,增强了温肺气、暖下焦的作用,用于肺虚寒咳,宫冷不孕等。常用于白垩丸(《严氏济生方》)等。

【不同炮制品临床应用辨析】

紫石英具有温肾暖宫、镇心安神、温肺平喘的功效。生用偏于镇心安神;煅紫石英偏于温肾暖宫,温肺平喘。

· 酸枣仁 ·

本品为鼠李科植物酸枣 *Ziziphus jujuba* Mill.var.*spinosa*(Bunge) Hu ex H.F.Chou. 的干燥成熟种子。秋末冬初采收成熟果实,除去果肉和核壳,收集种子,晒干。常用的炮制品有酸枣仁和炒酸枣仁。

【炮制品的性效特点】

1. **酸枣仁** 甘、酸，平。具有养心补肝、宁心安神、敛汗、生津的功效。用于虚烦不眠，惊悸多梦，体虚多汗，津伤口渴。生用性平，宜入清剂，具有养心安神、滋补肝肾的功效。用于心阴不足或肝肾亏损及肝胆虚热所致的失眠，惊悸，眩晕，耳鸣，目暗不明等。常用于酸枣仁汤（《金匮要略》）等。

2. **炒酸枣仁** 酸枣仁炒后质酥脆，有利于煎出有效成分，提高疗效。炒酸枣仁性偏温补，宜入温剂，长于养心敛汗。用于气血不足的惊悸健忘，盗汗、自汗，胆虚不眠等。常用于归脾汤（《重订严氏济生方》）、天王补心丹（《摄生秘剖》）、十味温胆汤（《世医得效方》）等。

【不同炮制品临床应用辨析】

酸枣仁生用性平，宜入清剂；炒制后性偏温补，宜入温剂，偏于养心敛汗。

· 柏子仁 ·

本品为柏科植物侧柏 *Platycladus orientalis*（L.）Franco 的干燥成熟种仁。秋、冬二季采收成熟种子，晒干，除去种皮，收集种仁。常用炮制品有柏子仁、炒柏子仁和柏子仁霜。

【炮制品的性效特点】

1. **柏子仁** 甘，平。具有养心安神、润肠通便、止汗的功效。生品润肠力强，常用于肠燥便秘，但生品气味不佳，容易导致恶心呕吐等不良反应，因此临床上已不常用。

2. **炒柏子仁** 炒制过程可矫正生品不良气味，减轻恶心、呕吐等不良反应。用于心烦失眠，心悸怔忡，健忘或盗汗等虚劳之证。常用于天王补心丹（《摄生秘剖》）等。

3. **柏子仁霜** 柏子仁去油制霜后，可避免滑肠致泻的副作用。用于大便溏泻者心神不宁、失眠健忘等证。

【不同炮制品临床应用辨析】

柏子仁生用润肠力强，但易致人恶心呕吐；炒制后可矫正生品不良气味；

去油制霜后可避免滑肠致泻的副作用。

·远志·

本品为远志科植物远志 *Polygala tenuifolia* Willd. 或卵叶远志 *Polygala sibirica* L. 的干燥根。春、秋二季采挖，除去须根和泥沙，晒干或抽取木心晒干。临床常用炮制品有远志、制远志和蜜远志。

【炮制品的性效特点】

1. 远志 苦、辛，温。具有安神益智、交通心肾、祛痰、消肿的功效。生用偏于清热解毒、消肿止痛，生用有“戟人咽喉”的副作用，多外用，用于疮疡肿毒，发背，乳房肿痛等。常用于远志酒（《三因极一病证方论》）。

2. 制远志 甘，平，具有补脾益气、祛痰止咳的功效。远志经甘草汁制后能减轻其燥性，又能消除刺喉麻感，以安神益智、交通心肾作用为主。用于心悸、失眠、健忘、精神不安等症。常用于归脾汤（《重订严氏济生方》）、地黄饮子（《圣济总录》）、天王补心丹（《摄生秘剖》）、桑螵蛸散（《本草衍义》）等。

3. 蜜远志 蜜炙增强了化痰止咳作用，用于寒痰咳逆，咳嗽痰多，咳吐不爽等。常用于远志汤（《圣济总录》）等。

【不同炮制品临床应用辨析】

远志生用以外用为主，具有清热解毒、消肿止痛的功效，一般不做内服；制远志偏于安神益智、交通心肾；蜜远志偏于祛痰止咳。

第十五章

平肝息风药

·石决明·

本品为鲍科动物杂色鲍 *Haliotis diversicolor* Reeve、皱纹盘鲍 *Haliotis discus hannai* Ino、羊鲍 *Haliotis ovina* Gmelin、澳洲鲍 *Haliotis ruber*（Leach）、耳鲍 *Haliotis asinina* Linnaeus 或白鲍 *Haliotis laevigata*（Donovan）的贝壳。夏、秋二季捕捞，去肉，洗净，干燥。常用的炮制品有石决明和煅石决明。

【炮制品的性效特点】

1. 石决明 咸，寒。具有平肝潜阳、清肝明目的功效。用于头痛眩晕，目赤翳障，视物昏花，青盲雀目。生用偏于平肝潜阳。用于头痛眩晕，惊痫等证。常用于天麻钩藤饮（《中医内科杂病证治新义》）、阿胶鸡子黄汤（《通俗伤寒论》）等。

2. 煅石决明 煅石决明降低了咸寒之性，缓和平肝潜阳的功效，增强了固涩收敛、明目的作用。用于目赤，翳障，青盲雀目，痔漏成管。而且煅后质地酥松，便于粉碎，有利于有效成分煎出。常用于石决明散（《圣济总录》）等。

【不同炮制品临床应用辨析】

石决明生用偏于平肝潜阳；煅制后便于粉碎服用，且增强固涩收敛、明目功效。

·牡蛎·

本品为牡蛎科动物长牡蛎 *Ostrea gigas* Thunberg、大连湾牡蛎 *Ostrea talienwhanensis* Crosse 或近江牡蛎 *Ostrea rivularis* Gould 的贝壳。全年均可捕捞，去肉，洗净，晒干。现在常用的炮制品规格有牡蛎和煅牡蛎。

【炮制品的性效特点】

1. **牡蛎** 咸,微寒。具有重镇安神、潜阳补阴、软坚散结的功效。用于惊悸失眠,眩晕耳鸣,瘰疬痰核,癥瘕痞块。常用于三甲复脉汤(《温病条辨》)、桂枝加龙骨牡蛎汤(《金匮要略》)、镇肝熄风汤(《医学衷中参西录》)等。

2. **煅牡蛎** 煅牡蛎质地酥脆,便于粉碎和煎出有效成分,增强了收敛固涩的作用。用于自汗盗汗,遗精滑精,崩漏带下,胃痛吞酸。常用于牡蛎散(《太平惠民和剂局方》)、牡蛎白术散(《景岳全书》)等。

【不同炮制品临床应用辨析】

牡蛎生用偏于重镇安神、潜阳补阴;煅制后便于粉碎服用,且增强了收敛固涩功效。

·赭石·

本品为氧化物类矿物刚玉族赤铁矿,主含三氧化二铁(Fe_2O_3)。采挖后,除去杂石。常用炮制品有赭石和煅赭石。

【炮制品的性效特点】

1. **赭石** 苦,寒。具有平肝潜阳、重镇降逆、凉血止血的功效。用于眩晕耳鸣,呕吐,噫气,呃逆,喘息,吐血,衄血,崩漏下血。常用于镇肝熄风汤(《医学衷中参西录》)等。

2. **煅赭石** 煅赭石降低了苦寒之性,增强了平肝止血作用,并可使质地酥脆,易于粉碎和煎出有效成分。用于吐血、衄血及崩漏等证。常用于旋覆代赭汤(《伤寒论》)、震灵丹(《太平惠民和剂局方》)等。

【不同炮制品临床应用辨析】

赭石生用具有平肝潜阳、重镇降逆、凉血止血的功效;煅制后便于粉碎服用,且增强平肝止血作用。

· 地龙 ·

本品为钜蚓科动物参环毛蚓 *Pheretima aspergillum*（E.Perrier）、通俗环毛蚓 *Pheretima vulgaris* Chen、威廉环毛蚓 *Pheretima guillelmi*（Michaelsen）或栉盲环毛蚓 *Pheretima pectinifera* Michaelsen 的干燥全体。前一种习称“广地龙”，后三种习称“沪地龙”。广地龙春季至秋季捕捉，沪地龙夏季捕捉，及时剖开腹部，除去内脏和泥沙，洗净，晒干或低温干燥。常用炮制品有地龙和酒地龙。

【炮制品的性效特点】

1. 地龙　咸，寒。具有清热定惊、通络、平喘、利尿的功效。用于高热神昏，惊痫抽搐，关节痹痛，肢体麻木，半身不遂，肺热喘咳，水肿尿少。常用于小金丹（《外科证治全生集》）等。

2. 酒地龙　酒炒后质地酥脆，便于粉碎和煎出有效成分，还可矫正不良气味，便于服用，并增强地龙通经活络、祛瘀止痛的作用。常用于小活络丹（《太平惠民和剂局方》）、补阳还五汤（《医林改错》）、身痛逐瘀汤（《医林改错》）、地龙散（《太平圣惠方》）等。

【不同炮制品临床应用辨析】

地龙生用具有清热定惊、通络、平喘、利尿的功效；酒炒后矫臭矫味，便于服用，且增强了其通经活络、祛瘀止痛的功效。

第十六章

补虚药

· 人参 ·

本品为五加科植物人参 *Panax ginseng* C.A.Mey. 的干燥根和根茎。多于秋季采挖，洗净经晒干或烘干。栽培的俗称“园参”；播种在山林野生状态下自然生长的称“林下山参”，习称“籽海”；野生者为“山参”。园参：9—10 月间采挖 6 年以上的人参，洗净泥土，新鲜品称“水参”；置日光下晒干即为“生晒参”；蒸制后干燥称“红参”；山参经晒干，称“生晒山参”。常用炮制品是红参和生晒参。

【炮制品的性效特点】

1. 红参 甘、微苦，温。红参经蒸制后，味甘而厚，性偏温，具有大补元气、复脉固脱、益气摄血的功效。用于体虚欲脱，肢冷脉微，气不摄血，崩漏下血。以温补见长，常用于补中益气汤（《脾胃论》）、生脉散（《医学启源》）、龟鹿二仙胶（《医便》）、九仙散（《医学正传》）、真人养脏汤（《太平惠民和剂局方》）、桑螵蛸散（《本草衍义》）等。

2. 生晒参 甘、微苦，微温。生晒参偏于补气生津，用于气阴不足、津伤口渴、消渴等症，以清补为佳。常用于小柴胡汤（《伤寒论》）、四君子汤（《太平惠民和剂局方》）、参苓白术散（《太平惠民和剂局方》）、完带汤（《傅青主女科》）、归脾汤（《重订严氏济生方》）、八珍汤（《正体类要》）、炙甘草汤（《伤寒论》）、异功散（《小儿药证直诀》）等。

【不同炮制品临床应用辨析】

生晒参和红参临床作用基本相似，可以互用。但是生晒参偏于补气生津，以清补为主；红参相对于生晒参味厚而温，大补元气，且复脉固脱、摄血作用较强。

· 党参 ·

本品为桔梗科植物党参 *Codonopsis pilosula*（Franch.）Nannf.、素花党参 *Codonopsis pilosula* Nannf.var.*modesta*（Nannf.）L.T.Shen 或川党参 *Codonopsis tangshen* Oliv. 的干燥根。秋季采挖，洗净，晒干。常见炮制品有党参、米炒党参和蜜炒党参。

【炮制品的性效特点】

1. **党参** 甘，平。具健脾益肺、养血生津的功效。用于脾肺气虚，食少倦怠，咳嗽虚喘，气血不足，面色萎黄，心悸气短，津伤口渴，内热消渴。党参生品善长益气生津，多用于肺气亏虚，气血两亏，津气两伤。常用于四君子汤（《太平惠民和剂局方》）、益胃汤加减（《温病条辨》）。

2. **米炒党参** 补气健脾作用力强，多用于脾胃虚弱，食少，便溏。常用于地黄饮子加减（《圣济总录》）、参芪白术汤（《不知医必要》）。

3. **蜜炒党参** 增强了补中益气、润燥养阴的作用，多用于气血两虚之证，如气短乏力，内脏下垂，四肢倦怠，妇女月经不调。常用于加减补中益气汤(《医门八法》)。

【不同炮制品临床应用辨析】

党参生品善长益气生津；米炒党参补气健脾力胜；蜜党参增强了补中益气、润燥养阴作用。三个炮制品都有健脾益肺，养血生津的功效。方中用量大时宜用党参生品，蜜党参滋腻影响脾运化。

· 黄芪 ·

本品为豆科植物蒙古黄芪 *Astragalus membranaceus*（Fisch.）Bge.var. *mongholicus*（Bge.）Hsiao 或膜荚黄芪 *Astragalus membranaceus*（Fisch.）Bge. 的干燥根。春、秋二季采挖，除去须根和根头，晒干。常用炮制品有黄芪和蜜黄芪。

【炮制品的性效特点】

1. **黄芪** 甘，微温。具有补气升阳、固表止汗、利水消肿、生津养血、行滞通痹、托毒排脓、敛疮生肌的功效。用于气虚乏力,食少便溏,中气下陷,久泻脱肛,便血崩漏,表虚自汗,气虚水肿,内热消渴,血虚萎黄,半身不遂,痹痛麻木,痈疽难溃,久溃不敛。常用于当归补血汤(《内外伤辨惑论》)、牡蛎散(《太平惠民和剂局方》)、黄芪桂枝五物汤(《金匮要略》)、补阳还五汤(《医林改错》)、固冲汤(《医学衷中参西录》、玉液汤(《医学衷中参西录》)、防己黄芪汤(《金匮要略》)、升陷汤(《医学衷中参西录》)。

2. 蜜黄芪 甘,温。蜜炙黄芪善于益气补中,用于气虚乏力,食少便溏。常用于当归六黄汤(《兰室秘藏》)、补中益气汤(《脾胃论》)、玉屏风散(《医方类聚》)、归脾汤(《重订严氏济生方》)、蠲痹汤(《杨氏家藏方》)、升阳益胃汤(《内外伤辨惑论》)、圣愈汤(《医宗金鉴》)。

【不同炮制品临床应用辨析】

黄芪生用偏于利水消肿,生津养血,行滞通痹,托毒排脓,敛疮生肌;蜜黄芪益气补中力胜。黄芪用量大时一般不用蜜黄芪,因为大量蜜黄芪过于滋腻,影响脾胃运化。

· 白术 ·

本品为菊科植物白术 *Atractylodes macrocephala* Koidz. 的干燥根茎。冬季下部叶枯黄、上部叶变脆时采挖,除去泥沙,烘干或晒干,再除去须根。烘干者称"烘术";晒干者称"生晒术";拣肥满纤维性少的鲜白术,略蒸后再晒干者称"冬术"。常用炮制品有白术、麸炒白术和土炒白术。

【炮制品的性效特点】

1. 白术 苦、甘,温,具有健脾益气、燥湿利水、止汗、安胎的功效。用于脾虚食少,腹胀泄泻,痰饮眩悸,水肿,自汗,胎动不安。常用于五苓散(《伤寒论》)、苓桂术甘汤(《金匮要略》)、真武汤(《伤寒论》)、实脾散(《重订严氏济生方》)等。

2. 麸炒白术 缓和燥性,借麸入中,增强健脾作用,用于脾胃不和,运化失常,食少胀满,倦怠乏力,表虚自汗,胎动不安等证。常用于四君子汤(《太平惠民和剂局方》)、参苓白术散(《太平惠民和剂局方》)、补中益气汤(《脾胃论》)、玉屏风散(《医方类聚》)、归脾汤(《重订严氏济生方》)、八珍汤(《正体类要》)、固冲汤(《医学衷中参西录》)等。

3. 土炒白术 借土气助脾，补脾止泻力胜，用于脾虚食少、泄泻便溏等证。常用于真人养脏汤(《太平惠民和剂局方》)、完带汤(《傅青主女科》)等。

【不同炮制品临床应用辨析】

白术生用具有健脾燥湿、利水消肿的功效，其健脾利湿作用较强；麸炒白术缓和燥性，借麸入中，增强健脾作用，健脾和胃作用较强；土炒白术借土气助脾，补脾止泻力胜。

· 山药 ·

本品为薯蓣科植物薯蓣 *Dioscorea opposita* Thunb. 的干燥根茎。冬季茎叶枯萎后采挖，切去根头，洗净，除去外皮和须根，干燥，习称“毛山药”；或除去外皮，趁鲜切厚片，干燥，称为“山药片”；也有选择肥大顺直的干燥山药，置清水中，浸至无干心，闷透，切齐两端，用木板搓成圆柱状，晒干，打光，习称“光山药”。常见炮制品有山药、土炒山药和麸炒山药。

【炮制品的性效特点】

1. 山药 甘，平。具有补脾养胃、生津益肺、补肾涩精的功效。补阴之力偏强，用于脾虚食少，久泻不止，肺虚喘咳，肾虚遗精，带下，尿频，虚热消渴。常用于六味地黄丸(《小儿药证直诀》)、左归丸(《景岳全书》)、肾气丸(《金匮要略》)、右归丸(《景岳全书》)、玉液汤(《医学衷中参西录》)等。

2. 土炒山药 用土炒制后，增强了山药补脾止泻的作用，用于脾虚久泻或大便泄泻。常用于扶中汤(《医学衷中参西录》)等。

3. 麸炒山药 用麸炒制后，增强了山药补脾健胃、益肾固精的作用，用于脾虚食少，泄泻便溏，白带过多。常用于参苓白术散(《太平惠民和剂局方》)、完带汤(《傅青主女科》)、健脾丸(《证治准绳》)、易黄汤(《傅青主女科》)等。

【不同炮制品临床应用辨析】

山药具有补脾养胃、生津益肺、补肾涩精的功效，其补阴、生津作用较强；

麸炒山药健脾作用增强;土炒山药补脾止泻作用最强。

· 白扁豆 ·

本品为豆科植物扁豆 *Dolichos lablab* L. 的干燥成熟种子。秋、冬二季采收成熟果实,晒干,取出种子,再晒干。常用炮制品有白扁豆和炒白扁豆。

【炮制品的性效特点】

1. **白扁豆** 甘,微温。具有健脾化湿、和中消暑的功效。生用偏于祛暑化湿,用于脾胃虚弱,食欲不振,大便溏泻,白带过多,暑湿吐泻,胸闷腹胀。

2. **炒白扁豆** 炒制后偏于健脾化湿。用于脾虚泄泻、白带过多。常用于参苓白术散(《太平惠民和剂局方》)、香薷散(《太平惠民和剂局方》)等。

【不同炮制品临床应用辨析】

白扁豆具有健脾化湿、和中消暑的功效。生用偏于祛暑化湿;炒制后偏于健脾化湿。

· 甘草 ·

本品为豆科植物甘草 *Glycyrrhiza uralensis* Fisch.、胀果甘草 *Glycyrrhiza inflata* Bat.或光果甘草 *Glycyrrhiza glabra* L.的干燥根和根茎。春、秋二季采挖,除去须根,晒干。2020 年版《中国药典》将蜜炙甘草命名为"炙甘草",与甘草炮制历史不符,明代之前的方剂学中"甘草炙"应为"炒甘草";本书蜜炙甘草使用了"蜜甘草",更符合中药炮制命名原则。常用炮制品有甘草、炒甘草和蜜甘草。

【炮制品的性效特点】

1. **甘草** 甘,平。偏于清热解毒,祛痰止咳。用于肺热咳嗽,痰黄,咽喉肿痛,痈疽疮毒,食物中毒、药物中毒等证。常用于龙胆泻肝汤(《医方集解》)、四妙勇安汤(《验方新编》)、九味羌活汤《此事难知》、柴葛解肌汤(《伤寒六书》)等。

2. 炒甘草 甘,平。偏于缓急止痛、调和诸药。用于辛温解表剂等,作为调和诸药的使药,还可用于食物中毒、药物中毒等证。常用于麻黄汤(《伤寒论》)、桂枝汤(《伤寒论》)等。

3. 蜜甘草 甘,平。蜜炙后,甘草以补脾和胃、益气复脉力胜。用于脾胃虚弱,倦怠乏力,心动悸,脉结代。常用于炙甘草汤(《伤寒论》)、补中益气汤(《脾胃论》)、甘草泻心汤(《伤寒论》)等。

【不同炮制品临床应用辨析】

甘草具有补脾益气、清热解毒、祛痰止咳、缓急止痛、调和诸药的功效;甘草生用,清热解毒、祛痰止咳力胜,用于清热剂和止咳剂;炒甘草,其寒性降低,甘缓之性增强,缓急止痛、调和诸药力胜,传统方中“甘草炙”,有大部分应选用炒甘草;蜜甘草补益作用最强,用于补脾和胃、益气复脉方剂,蜜甘草属滋腻之品,用量应小,不可长期使用,恐其滋腻碍胃。

· 淫羊藿 ·

本品为小檗科植物淫羊藿 *Epimedium brevicornu* Maxim.、箭叶淫羊藿 *Epimedium sagittatum*(Sieb.et Zucc.)Maxim.、柔毛淫羊藿 *Epimedium pubescens* Maxim. 或朝鲜淫羊藿 *Epimedium koreanum* Nakai 的干燥叶。夏、秋季茎叶茂盛时采收,晒干或阴干。2020 年版《中国药典》中还收录有巫山淫羊藿,其功效主治与淫羊藿基本相同。常用炮制品有淫羊藿和炙淫羊藿。

【炮制品的性效特点】

1. 淫羊藿 辛、甘,温。具有补肾阳、强筋骨、祛风湿的功效。用于肾阳虚衰,阳痿遗精,筋骨痿软,风湿痹痛,麻木拘挛。淫羊藿生用以祛风湿、强筋骨力胜。常用于仙灵脾散(《奇效良方》)等。

2. 炙淫羊藿 羊脂油甘,温,能温散寒邪,益肾补阳。淫羊藿经羊脂油炙后,可增强温肾助阳的作用,多用于阳痿、不孕等。如三肾丸(《全国中药成药处方集》)。

【不同炮制品临床应用辨析】

淫羊藿具有补肾阳、强筋骨、祛风湿的功效。淫羊藿生品以祛风湿、强筋骨力胜;炙淫羊藿主要功效为益肾补阳。

· 补骨脂 ·

本品为豆科植物补骨脂 *Psoralea corylifolia* L. 的干燥成熟果实。秋季果实成熟时采收果序,晒干,搓出果实,除去杂质。常用炮制品有补骨脂和盐补骨脂。

【炮制品的性效特点】

1. 补骨脂 辛、苦,温。具有补肾助阳、纳气平喘、温脾止泻的功效;外用消风祛斑。用于肾阳不足,阳痿遗精,遗尿尿频,腰膝冷痛,肾虚作喘,五更泄泻;外用治白癜风,斑秃。生用辛热而性燥,以温肾助阳力胜,偏于温补脾肾、止泻痢,多用于脾肾阳虚之五更泄泻,外用治疗白癜风、银屑病等皮肤疾病。

2. 盐补骨脂 补骨脂经盐炙后其辛散走窜之性在一定程度上被制约,避免了伤阴之弊,并且根据中医基础理论中的“咸入肾经”之说,盐炙引药入肾经,增强补肾纳气作用,故多用于肾阳不足所致的阳痿、腰痛、滑精等证。常用于四神丸(《证治准绳》)、青娥丸(《太平惠民和剂局方》)等。

【不同炮制品临床应用辨析】

补骨脂生用药性辛热而燥,偏于温补脾肾、止泻痢;盐炙后引药入肾经,偏于补肾纳气。

· 益智 ·

本品为姜科植物益智 *Alpinia oxyphylla* Miq. 的干燥成熟果实。夏、秋间果实由绿变红时采收,晒干或低温干燥。常用的炮制品有益智和盐益智。

【炮制品的性效特点】

1. **益智** 辛，温。暖肾固精缩尿，温脾止泻摄唾。用于肾虚遗尿，小便频数，遗精白浊，脾寒泄泻，腹中冷痛，口多唾涎。益智生用辛温而燥，以温脾止泻、收摄涎唾力胜。多用于腹痛吐泻，口涎自流。常用于萆薢分清饮（《丹溪心法》）、益智散（《太平惠民和剂局方》）等。

2. **盐益智** 盐炙可缓和辛燥之性，专行下焦，长于固精缩尿。用于肾气虚寒的遗精、早泄、尿频、遗尿、白浊。常用于缩泉丸（《妇人良方》）等。

【不同炮制品临床应用辨析】

益智生用药性辛温而燥，偏于温脾止泻、收摄涎唾；盐炙后，缓和辛燥之性，引药入肾，偏于固精缩尿。

· 肉苁蓉 ·

本品为列当科植物肉苁蓉 *Cistanche deserticol*a Y.C.Ma 或管花肉苁蓉 *Cistanche tubulosa* (Schenk) Wight 的干燥带鳞叶的肉质茎。春季苗刚出土时或秋季冻土之前采挖，除去茎尖。切段，晒干。常用炮制品有肉苁蓉和酒肉苁蓉。

【炮制品的性效特点】

1. **肉苁蓉** 甘、咸，温。具有补肾阳、益精血、润肠通便的功效，用于肾阳不足，精血亏虚，阳痿不孕，腰膝酸软，筋骨无力，肠燥便秘。肉苁蓉生用以补肾止浊、滑肠通便力强，多用于肾气不足之便秘、白浊。常用于润肠丸（《世医得效方》）等。

2. **酒肉苁蓉** 酒制后增强补肾助阳之力，多用于阳痿、腰痛、不孕症。常用于济川煎（《景岳全书》）、地黄饮子（《黄帝素问宣明论方》）等。

【不同炮制品临床应用辨析】

肉苁蓉和酒肉苁蓉功效作用基本一致，酒制入血，增强其益精血作用。

·菟丝子·

本品为旋花科植物南方菟丝子 *Cuscuta australis* R.Br. 或菟丝子 *Cuscuta chinensis* Lam. 的干燥成熟种子。秋季果实成熟时采收植株，晒干，打下种子，除去杂质。常用的炮制品有菟丝子和盐菟丝子。

【炮制品的性效特点】

1. **菟丝子** 辛、甘，平。具有补益肝肾，固精缩尿、安胎、明目、止泻的功效。用于肝肾不足，腰膝酸软，阳痿遗精，遗尿尿频，肾虚胎漏，胎动不安，目昏耳鸣，脾肾虚泻；外治白癜风。常用于锁阳固精丸（《仙拈集》）等。

2. **盐菟丝子** 盐炙后不温不寒，平补肝肾，并能增强补肾固涩作用。用于阳痿，遗精滑泄，胎元不固等。常用于左归丸（《景岳全书》）、右归丸（《景岳全书》）、固阴煎（《景岳全书》）、七宝美髯丹（《本草纲目》引《积善堂方》）等。

【不同炮制品临床应用辨析】

菟丝子生用药性偏温，具有补肾养肝、固精缩尿、安胎、明目、止泻的功效；盐炙后药性不温不寒，且增强补肾固涩功效。

·续断·

本品为川续断科植物川续断 *Dipsacus asper* Wall.ex Henry 的干燥根。秋季采挖，除去根头和须根，用微火烘至半干，堆置"发汗"至内部变绿色时，再烘干。常用炮制品有续断、酒续断和盐续断。

【炮制品的性效特点】

1. **续断** 苦、辛，微温。具有补肝肾、强筋骨、续折伤、止崩漏的功效。用于肝肾不足，腰膝酸软，风湿痹痛，跌扑损伤，筋伤骨折，崩漏，胎漏。常用于续断饮（《仁斋直指》）。

2. **酒续断** 酒续断能增强通血脉强筋骨作用，多用于风湿痹痛，跌打损伤，筋伤骨折。常用于三痹汤（《妇人大全良方》）。

3. **盐续断** 盐续断可引药下行，增强补肝肾作用，多用于肝肾不足、腰膝酸软或胎动漏血。常用于泰山磐石散（《古今医统大全》）、保阴煎（《景岳全书》)。

【不同炮制品临床应用辨析】

续断生用补肝肾,强筋骨,续折伤,主要用于筋骨疼痛;酒续断能增强通血脉强筋骨作用,多用于风湿痹痛,跌打损伤;盐续断可引药下行,增强补肝肾作用,多用于肝肾不足、腰膝酸软或胎动漏血。

· 当归 ·

本品为伞形科植物当归 *Angelica sinensis* (Oliv.) Diels 的干燥根。秋末采挖,除去须根和泥沙,待水分稍蒸发后,捆成小把,上棚,用烟火慢慢熏干。常用炮制品有当归、酒当归和当归炭。

【炮制品的性效特点】

1. 当归 甘、辛,温。具有补血活血、调经止痛、润肠通便的功效,用于血虚萎黄,眩晕心悸,月经不调,经闭痛经,虚寒腹痛,风湿痹痛,跌扑损伤,痈疽疮疡,肠燥便秘。长于补血,调经,润肠通便。用于血虚体亏,面色无华,神疲体倦,妊娠冲任血虚,腹中疼痛,或血气凝滞,少腹疼痛,产后恶露不尽,心腹作痛,血虚便秘等。常用于济川煎(《景岳全书》)、黄龙汤(《伤寒六书》)、逍遥散(《太平惠民和剂局方》)、仙方活命饮(《校注妇人良方》)、清胃散(《脾胃论》)、补中益气汤(《脾胃论》)、芍药汤(《素问病机气宜保命集》)、当归四逆汤(《伤寒论》)、右归丸(《景岳全书》)、天王补心丹(《摄生秘剖》)等。

2. 酒当归 甘、辛,大热。气味芳香,宣行药势,具有活血通络、散寒的功效。酒炙后有利于有效成分的煎出,可增强活血通络的疗效,用于经闭痛经,风湿痹痛,跌扑损伤等。常用于龙胆泻肝汤(《医方集解》)、四物汤(《仙授理伤续断秘方》)、一贯煎(《续名医类案》)等。

3. 当归炭 当归炒炭后,以止血和血为主,用于崩中漏下、月经过多及血虚出血等症,常用于荷叶丸(《北京市中药成方选集》)等。

【不同炮制品临床应用辨析】

当归生用偏于补血活血,润肠通便;酒炙后调经止痛作用增强;当归炭和血止血，增加了止血功效。

· 白芍 ·

本品为毛茛科植物芍药 *Paeonia lactiflora* Pall. 的干燥根。夏、秋二季采挖，洗净，除去头尾和细根，入沸水中略煮后除去外皮或去皮后再煮，晒干。常见炮制品有白芍、炒白芍和酒白芍。

【炮制品的性效特点】

1. 白芍　苦、酸，微寒。具有养血调经、敛阴止汗、柔肝止痛、平抑肝阳的功效。用于血虚萎黄，月经不调，自汗，盗汗，胁痛，腹痛，四肢挛痛，头痛眩晕。常用于柴葛解肌汤（《伤寒六书》）、升麻葛根汤（《太平惠民和剂局方》）等。

2. 酒白芍　降低酸寒之性，善于和中缓急，止痛，用于胁肋疼痛，腹痛，产后腹痛尤须酒炙为好。常用于完带汤（《傅青主女科》）、四物汤（《仙授理伤续断秘方》）、八珍汤（《正体类要》）、柴胡疏肝散（《证治准绳》）等。

3. 炒白芍　性稍微，以养血敛阴为主。用于肝旺脾虚之肠鸣腹痛，泄泻，或泻痢日久，腹痛喜按喜温等证。常用于真人养脏汤（《太平惠民和剂局方》）、固经丸（《丹溪心法》）、桂枝茯苓丸（《金匮要略》）、百合固金汤（《慎斋遗书》）、真武汤（《伤寒论》）、独活寄生汤（《备急千金要方》）等。

【不同炮制品临床应用辨析】

白芍生用善于养血敛阴，平抑肝阳，清热剂中的白芍宜选用生品，用其苦寒之性；酒炒降低酸寒之性，增强和中缓急、止痛作用；炒白芍性稍缓，以养血敛阴作用最强。

· 阿胶 ·

本品为马科动物驴 *Equus asinus* L. 的干燥皮或鲜皮经煎煮、浓缩制成的固体胶。常用炮制品有阿胶、阿胶珠和蒲黄烫阿胶。

【炮制品的性效特点】

1. **阿胶** 甘，平。具有补血滋阴、润燥止血的功效。阿胶生用长于滋阴补血，用于血虚萎黄，眩晕心悸，肌萎无力，心烦不眠，虚风内动，肺燥咳嗽，劳嗽咯血，吐血尿血，便血崩漏，妊娠胎漏。常用于猪苓汤（《伤寒论》）等。

2. **阿胶珠（蛤粉烫阿胶）** 阿胶珠（蛤粉烫阿胶）善于益肺润燥，用于阴虚咳嗽，久咳少痰或痰中带血。常用于清燥救肺汤（《医门法律》）、九仙散（《医学正传》）等。

3. **蒲黄烫阿胶** 蒲黄烫阿胶以止血安络力强，多用于阴虚咳血，崩漏，便血。常用于胶艾汤（《金匮要略》）等。

【不同炮制品临床应用辨析】

阿胶具有补血滋阴、润燥止血的功效。非炮制品阿胶长于滋阴补血；阿胶珠（蛤粉烫阿胶）善于益肺润燥；蒲黄烫阿胶以止血安络力强。

· 石斛 ·

本品为兰科植物金钗石斛 *Dendrobium nobile* Lindl.、霍山石斛 *Dendrobium huoshanense* C.Z.Tang et S.J.Cheng、鼓槌石斛 *Dendrobium chrysotoxum* Lindl. 或流苏石斛 *Dendrobium fimbriatum* Hook. 的栽培品及其同属植物近似种的新鲜或干燥茎。全年均可采收，鲜用者除去根和泥沙；干用者采收后，除去杂质，用开水略烫或烘软，再边搓边烘晒，至叶鞘搓净，干燥。常用炮制品有鲜石斛和石斛。

【炮制品的性效特点】

1. **鲜石斛** 甘，微寒。具有益胃生津、滋阴清热的功效。鲜石斛偏于清热生津，多用于热病肺胃火炽，津液已耗，舌绛干燥或舌苔变黑，口渴思饮者。

2. **石斛** 甘，微寒。具有益胃生津、滋阴清热的功效。用于热病津伤，口干烦渴，胃阴不足，食少干呕，病后虚热不退，阴虚火旺，骨蒸劳热，目暗不明，筋骨痿软。常用于石斛夜光丸（《原机启微》）、地黄饮子（《圣济总录》）、清暑益气汤（《温热经纬》）等。

【不同炮制品临床应用辨析】

石斛与鲜石斛都有益胃生津、滋阴清热的功效，但鲜石斛生津作用更强。

·女贞子·

本品为木犀科植物女贞 *Ligustrum lucidum* Ait. 的干燥成熟果实。冬季果实成熟时采收，除去枝叶，稍蒸或置沸水中略烫后，干燥；或直接干燥。常用炮制品有女贞子和酒女贞子。

【炮制品的性效特点】

1. **女贞子** 甘、苦，凉。具有滋补肝肾、明目乌发的功效。用于肝肾阴虚，眩晕耳鸣，腰膝酸软，须发早白，目暗不明，内热消渴，骨蒸潮热。

2. **酒女贞子** 甘、辛，大热，酒制女贞子寒滑之性减弱，补肝肾作用增强。用于肝肾阴虚，头晕耳鸣，须发早白，目暗不明。常用于二至丸(《医方集解》)、健身宁片(《最新中成药手册》)、充髓汤(《辨证录》)等。

【不同炮制品临床应用辨析】

女贞子与酒女贞子功效均为滋补肝肾，明目乌发，其临床使用区别不大，酒制后寒滑之性减弱，补肝肾作用增强，临床多用酒女贞子。

·龟甲·

本品为龟科动物乌龟 *Chinemys reevesii*(Gray)的背甲及腹甲。全年均可捕捉，以秋、冬二季为多，捕捉后杀死，或用沸水烫死，剥取背甲和腹甲，除去残肉，晒干。常用炮制品有龟甲和醋龟甲。

【炮制品的性效特点】

1. **龟甲** 咸、甘，微寒。具有滋阴潜阳、益肾强骨、养血补心、固经止崩的功效。龟甲生用滋阴潜阳之力较强，用于肝风内动，肝阴上亢等证，但质地坚硬，有腥气。常用于镇肝熄风汤(《医学衷中参西录》)、大定风珠(《温病条

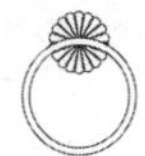

辨》)等。

2. 醋龟甲　砂炒醋淬后质变酥脆,易于粉碎,利于煎出有效成分,并能矫臭矫味,补肾健骨,滋阴止血力强,用于劳热咯血,脚膝痿弱,潮热盗汗,痔疮肿痛。常用于大补阴丸(《丹溪心法》)、固经丸(《丹溪心法》)、桑螵蛸散(《本草衍义》)等。

【不同炮制品临床应用辨析】

龟甲具有滋阴潜阳,益肾强骨,养血补心,固经止崩的功效。龟甲生用偏于滋阴潜阳,砂炒醋淬后便于粉碎服用,且增强补肾健骨、滋阴止血功效。

第十七章

收涩药

·五味子·

本品为木兰科植物五味子 *Schisandra chinensis*（Turcz.）Baill. 的干燥成熟果实。习称“北五味子”。秋季果实成熟时采摘，晒干或蒸后晒干，除去果梗及杂质。常用炮制品有五味子、酒五味子和醋五味子。

【炮制品的性效特点】

1. 五味子　酸、甘，温。具有收敛固涩、益气生津、补肾宁心的功效。用于久嗽虚喘，梦遗滑精，遗尿尿频，久泻不止，自汗盗汗，津伤口渴，内热消渴，心悸失眠。

2. 酒五味子　辛，温。酒制五味子能增强其温补作用，多用于心肾虚损，遗精滑精，心悸失眠。常用于苓术菟丝丸（《景岳全书》）、麦味地黄丸（《医部全录》引《体仁汇编》）、五子衍宗丸（2020 年版《中国药典》）等。

3. 醋五味子　酸、甘，温。醋制能增强酸涩收敛作用，故醋五味子涩精止泻作用更强，多用于遗精滑泄，久泻不止，亦可用于久咳肺气耗散者。常用于回阳救急汤（《伤寒六书》）、生脉散（《医学启源》）、九仙散（《王子昭方》，录自《医学正传》）、四神丸（《证治准绳》）、天王补心丹（《摄生秘剖》）、大定风珠（《温病条辨》）、玉液汤（《医学衷中参西录》）、苓甘五味姜辛汤（《金匮要略》）等。

【不同炮制品临床应用辨析】

五味子生用长于敛肺止咳，生津敛汗，常用于咳嗽，体虚多汗，津伤口渴等；酒制五味子能增强其温补作用，补肾宁心力胜，多用于心肾虚损，遗精滑精，心悸失眠；醋五味子增强酸涩收敛作用，故醋五味子涩精止泻作用更强，多用于遗精滑泄，久泻不止，亦可用于久咳肺气耗散者。

· 乌梅 ·

本品为蔷薇科植物梅 *Prunus mume*（Sieb.）Sieb.et Zucc. 的干燥近成熟果实。夏季果实近成熟时采收，低温烘干后闷至色变黑。常用炮制品有乌梅、乌梅炭和醋乌梅。

【炮制品的性效特点】

1. 乌梅　酸、涩、平。具有敛肺、涩肠、生津、安蛔的功效。用于肺虚久咳，久泻久痢，虚热消渴，蛔厥呕吐腹痛。常用于九仙散（《王子昭方》，录自《医学正传》）、二陈汤（《太平惠民和剂局方》）。

2. 乌梅炭　乌梅炭长于涩肠止泻、止血，用于久泻久痢及便血、崩漏下血等。常用于如圣散（《圣济总录》）、黄连乌梅丸（《杨氏家藏方》）等。

3. 醋乌梅　醋乌梅与乌梅生用作用相似，但收敛固涩作用更强，尤其适用于肺气耗散之久咳不止和蛔厥腹痛，故治久咳或蛔厥时，方中的乌梅可考虑用醋制品。常用于乌梅丸（《伤寒论》）等。

【不同炮制品临床应用辨析】

乌梅具有敛肺、涩肠、生津、安蛔的功效。乌梅生用和醋乌梅功效基本相同；醋乌梅增加了收敛固涩作用；乌梅炭长于涩肠止泻、止血。

· 山茱萸 ·

本品为山茱萸科植物山茱萸 *Cornus officinalis* Sieb.et Zucc. 的干燥成熟果肉。秋末冬初果皮变红时采收果实，用文火烘或置沸水中略烫后，及时除去果核，干燥。常用炮制品有山萸肉和酒萸肉。

【炮制品的性效特点】

1. 山萸肉　酸、涩，微温。具有补益肝肾、收涩固脱的功效。用于眩晕耳鸣，腰膝酸痛，阳痿遗精，遗尿尿频，崩漏带下，大汗虚脱，内热消渴。

2. 酒萸肉　山茱萸经酒蒸制后，滋补作用增强，用于眩晕耳鸣，腰膝酸痛，阳痿遗精，遗尿尿频，崩漏带下，胁肋疼痛，目暗不明等。常用于六味地黄丸（《小儿药证直诀》）、左归丸（《景岳全书》）、肾气丸（《金匮要略》）、右归丸

(《景岳全书》)、地黄饮子(《圣济总录》)、固冲汤(《医学衷中参西录》)等。

【不同炮制品临床应用辨析】

山萸肉生用长于收涩固脱、敛汗;酒萸肉(蒸山萸肉)补肝肾作用增强。现方剂中多用于滋补肝肾,故临床多用酒萸肉或蒸山萸肉。

下篇

常用中药方剂中炮制品的合理选用

第一章

解表剂

以解表药为主，具有发汗、解肌或透疹等作用，主治表证的方剂称为解表剂。按照其作用分为辛温解表剂、辛凉解表剂、扶正解表剂三类。

第一节　辛温解表剂

辛温解表剂适用于风寒表证，以及疮疡、水肿、疟疾、痢疾等疾病初起时见风寒表证者，主要症状为恶寒、发热、头痛、身痛、舌淡红、苔薄白、脉浮紧或浮缓等。主要组方药物以辛温解表药为主，如麻黄、桂枝、羌活、紫苏叶、防风等，代表方如麻黄汤、桂枝汤、小青龙汤等。

·麻黄汤·

（《伤寒论》）

【组成】麻黄去节，三两　桂枝二两　杏仁去皮尖，七十个　甘草炙，一两

【用法】上四味，以水九升，先煮麻黄，减二升，去上沫，内诸药，煮取二升半，去滓，温服八合，覆取微似汗，不需啜粥，余如桂枝法将息。

【功用】发汗解表，宣肺平喘。

【主治】外感风寒表实证。恶寒发热，头疼身痛，无汗而喘，舌苔薄白，脉浮紧。

【方解】

君	麻黄	善开腠理，既能发汗散寒，又能宣肺平喘
臣	桂枝	解肌发表，加强麻黄发汗解表透邪之功
佐	杏仁(苦杏仁)	降利肺气，止咳平喘
使	甘草	调和药性，又可使汗出不致过猛

【炮制品的合理选用】麻黄 9g先煎　桂枝 6g　炒苦杏仁 9g　炒甘草 3g

【注解】方中麻黄取其善开腠理，既能发汗散寒，又能宣肺平喘，麻黄生品有发汗散寒，宣肺平喘，利水消肿作用，故宜选用麻黄。

方中苦杏仁取其降利肺气，止咳平喘，炒苦杏仁性温，长于温散肺寒，去毒，用于肺寒咳嗽，久喘肺虚，肠燥便秘，故本方宜用炒苦杏仁。

本方为辛温解表之剂，甘草取其调和药性，又可使汗出不致过猛而耗伤正气，炒甘草和蜜甘草均可使用，但炙甘草用量宜小，因为 2020 年版《中国药典》中“炙甘草”是加 25% 的蜂蜜拌炒，甘草本身极甜，加之蜂蜜味厚腻影响脾胃运化，明代《药品化义》:“炙甘草因味厚而太甜，不宜多用，恐恋膈不思食也。”长期使用则碍脾，影响运化，不可多用。

· 桂枝汤 ·

(《伤寒论》)

【组成】桂枝三两　芍药三两　甘草炙，二两　生姜三两　大枣十二枚

【用法】上五味，㕮咀，以水七升，微火煮取三升，去滓，适寒温，服一升。服已须臾，啜热稀粥一升余，以助药力。温覆令一时许，遍身微似有汗者益佳，不可令如水流漓，病必不除。若一服汗出病瘥，停后服，不必尽剂；若不汗，更服，依前法；又不汗，后服小促其间，半日许，令三服尽。若病重者，一日一夜服，周时观之，服一剂尽，病证犹在者，更作服；若汗不出，乃服至二三剂。禁生冷、黏滑、肉面、五辛、酒酪、臭恶等物。

【功用】解肌发表，调和营卫。

【主治】外感风寒表虚证。头痛发热，汗出恶风，鼻鸣干呕，苔白不渴，脉浮缓或浮弱者。

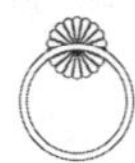

【方解】

君	桂枝	解肌发汗,扶助卫阳
臣	芍药(白芍)	敛固外泄之营阴
佐	生姜、大枣	调和脾胃,又能调和营卫
使	甘草	助阳实卫,有助于抵抗外邪

【炮制品的合理选用】桂枝 9g　炒白芍 9g　炒甘草 6g　生姜 9g　大枣 6g

【注解】方中取白芍益阴敛汗,敛固外泄之营阴之用。与桂枝相配,一散一收,既能外散在表之风寒,又能敛固外泄之营阴,并可使桂枝发汗而不过汗,使祛邪而不伤正,敛阴而不留邪,共奏解肌发汗,调和营卫之效,故选用以养血敛阴为主的炒白芍。

方中甘草助阳实卫,有助于抵抗外邪,宜选用炒甘草。

方中生姜与大枣调和脾胃,又能调和营卫。生姜属于辛温解表药,偏于散寒解表、温中止呕,在《伤寒论》方中常常与大枣联用。故宜选用生姜。

· 九味羌活汤 ·

(《此事难知》)

【组成】羌活　防风　苍术　细辛　川芎　白芷　生地黄　黄芩　甘草(原书未著用量)

【用法】上㕮咀,水煎服。若急汗,热服,以羹粥投之;若缓汗,温服,而不用汤投之。

【功用】发汗祛湿,兼清里热。

【主治】外感风寒湿邪,内有蕴热证。恶寒发热,无汗,头痛项强,肢体酸楚疼痛,口苦微渴,舌苔白或微黄,脉浮或浮紧。

【方解】

君	羌活	上行发散,长于散风寒湿邪而止痹痛
臣	防风、苍术	防风祛风除湿、散寒止痛;苍术发汗除湿。两药相配,助君药散寒除湿止痛

续表

佐	细辛、白芷、川芎、生地黄、黄芩	散寒祛风，宣痹止痛以治头身疼痛清泄里热，养阴生津
使	甘草	调和诸药，兼清热

【炮制品的合理选用】羌活 9g　防风 9g　苍术 9g　细辛 3g　川芎 6g　白芷 6g　地黄 6g　黄芩 6g　甘草 6g

【注解】本方为辛温解表祛湿之剂，方中苍术取其发散风寒湿邪为主，兼清里热之效。故选用苍术生用。

方中川芎取其气厚味薄，辛香走窜力强，祛风止痛，故宜选用川芎生用。

方中地黄清泄里热，又能养阴生津，可防辛温解表药的辛燥伤津，地黄具有清热凉血、养阴、生津的功效，故宜选用地黄。

方中黄芩清泄里热，黄芩生用性味苦寒，清热泻火力强，故宜选用黄芩。

方中甘草，调和诸药，兼清热为使，甘草生用偏于清热解毒，故宜选用甘草。

·小青龙汤·

（《伤寒论》）

【组成】麻黄去节，三两　芍药三两　细辛三两　干姜三两　甘草炙，三两　桂枝去皮，三两　五味子半升　半夏洗，半升

【用法】上八味，以水一斗，先煮麻黄，减二升，去沫，内诸药，煮取三升，去滓，温服一升。

【功用】解表散寒，温肺化饮。

【主治】外寒内饮证。恶寒发热，头身疼痛，无汗，喘咳，痰多清稀而量多，胸痞，或干呕，或痰饮喘咳，不得平卧，或身体疼重，头面四肢浮肿，舌苔白滑，脉浮。

【方解】

君	麻黄、桂枝	发汗解表散寒，宣肺止咳平喘，温阳以化内饮
臣	干姜、细辛、五味子、芍药（白芍）	温肺化饮，解表散寒，收敛肺气。一散一收，使散寒而不伤肺气，敛肺气而不留邪，相辅相成

续表

佐	半夏	燥湿化痰,和胃降逆;温化水饮
使	甘草	和中调药

【炮制品的合理选用】麻黄 9g　细辛 3g　干姜 9g　炒白芍 9g　桂枝 9g　姜半夏 9g　醋五味子 9g　蜜(炒)甘草 6g

【注解】方中麻黄发汗解表散寒,宣肺止咳平喘,本方剂为辛温解表剂,故麻黄宜生用。

方中白芍益阴敛汗,敛固外泄之营阴,与五味子并用收敛肺气,养血调经,白芍作用为敛阴止汗,柔肝止痛,平抑肝阳;炒白芍性稍微,以养血敛阴为主,宜选用白芍或炒白芍;五味子宜用醋五味子,增强收敛肺气作用。

方中半夏主要作用为燥湿化痰,和胃降逆,与干姜、细辛相配,温化水饮,降逆止呕,姜半夏善于止呕,以温中化痰、降逆止呕为主,故宜用姜半夏。

方中甘草为调和诸药,炒甘草和蜜甘草均可。

·正柴胡饮·

(《景岳全书》)

【组成】柴胡一至三钱　防风一钱　陈皮一钱半　芍药二钱　甘草一钱　生姜三、五片

【用法】水一盅半,煎七八分,热服。

【功用】解表散寒。

【主治】外感风寒轻证。微恶风寒,发热,无汗,头痛身痛,舌苔薄白,脉浮。

【方解】

君	柴胡	辛散透邪解表
臣	防风	祛风散寒
佐	陈皮、芍药(白芍)	疏畅气机,益阴和营
使	甘草	调和诸药

【炮制品的合理选用】柴胡 9g　防风 3g　陈皮 4.5g　白芍 6g　炒甘草 3g　生姜 6g

【注解】方中柴胡辛散透邪解表，柴胡生用疏散退热，升举阳气，故宜选用柴胡。

方中白芍养血敛阴，清热剂中的白芍宜选用生品，用其苦寒之性。

方中甘草调和诸药，本方剂为辛温解表剂，故甘草宜选用炒甘草。

方中生姜祛风散寒，本方剂为辛温解表剂，生姜属于辛温解表药，具有散寒解表、温中止呕的功效，故宜选用生姜。

第二节 辛凉解表剂

辛凉解表剂适用于外感风热表证或温病初起，以及疮疡、麻疹、水肿等疾病初起时见有风热表证者。症见发热，微恶风寒，头痛，咽痛，口干，苔薄黄，脉浮数等。常用辛凉解表剂由薄荷、牛蒡子、桑叶、菊花等药组成方剂。代表方如银翘散、桑菊饮、麻黄杏仁甘草石膏汤等。

· 银翘散 ·

（《温病条辨》）

【组成】连翘一两 银花一两 苦桔梗六钱 薄荷六钱 竹叶四钱 生甘草五钱 荆芥穗四钱 淡豆豉五钱 牛蒡子六钱

【用法】共杵为散，每服六钱，鲜苇根汤煎，香气大出，即取服，勿过煎。肺药取轻清，过煎则味厚而入中焦矣。病重者约二时一服，日三服，夜一服；轻者三时一服，日二服，夜一服；病不解者，作再服。

【功用】辛凉透表，清热解毒。

【主治】温病初起。发热无汗，或有汗不畅，微恶风寒，头痛口渴，咳嗽咽痛，舌尖红，苔薄白或微黄，脉浮数。

【方解】

君	金银花、连翘	清热解毒，辛凉解表
臣	薄荷、牛蒡子	疏散风热，清利头目，解毒利咽

续表

臣	荆芥穗、淡豆豉	辛散表邪，透邪外出
佐	竹叶（淡竹叶）、鲜芦根（芦根）	清热生津
	苦桔梗（桔梗）	宣肺止咳
使	生甘草	清热解毒，调和诸药

【炮制品的合理选用】金银花 30g　连翘 30g　桔梗 18g　薄荷 18g后入　淡竹叶 12g　甘草 15g　荆芥穗 12g　淡豆豉 15g　芦根 15g　炒牛蒡子 18g捣碎

【注解】方中桔梗宣肺止咳，生用桔梗宣肺利咽，祛痰排脓作用强，宜选用桔梗。

薄荷中挥发性的成分为有效成分，故应后入。

因为本方剂治疗温病初起，牛蒡子取其疏散风热，解毒散结之效。炒牛蒡子缓和寒滑之性，以免伤中，并且气味香，宣散作用更佳，长于解毒透疹，利咽散结，化痰止咳。临床多用炒制品。

方中甘草清热解毒，调和诸药，故宜生用。

· 桑菊饮 ·

（《温病条辨》）

【组成】桑叶二钱五分　菊花一钱　杏仁二钱　连翘一钱五分　薄荷八分　桔梗二钱　甘草八分　苇根二钱

【用法】水二杯，煮取一杯，日二服。

【功用】疏风清热，宣肺止咳。

【主治】风温初起，邪客肺络证。咳嗽，身热不甚，口微渴，舌红苔薄白，脉浮数。

【方解】

君	桑叶	疏散风热，清肺止咳，尤善于清肺络风热之邪
臣	菊花	清散风热
	桔梗	开宣肺气，化痰止咳

续表

臣	杏仁(苦杏仁)	降利肺气而止咳
	薄荷	辛凉透表,疏散风热
佐	连翘	清热透邪而除上焦邪热
	苇根(芦根)	清热生津
使	甘草	清热解毒,调和诸药

【炮制品的合理选用】桑叶 7.5g 菊花 3g 炒苦杏仁 6g 连翘 4.5g 薄荷 2.5g后入 桔梗 6g 甘草 2.5g 鲜芦根 6g

【注解】方中桑叶疏散风热,清肺止咳,尤善于清肺络风热之邪。本方剂为辛凉解表之剂,桑叶生用长于疏散风热,清肝明目,多用于风热感冒之发热,头晕头痛,咳嗽咽痛,肝热目赤、涩痛、多泪,肝阴不足之目昏眼花。故宜选用桑叶,取其疏散风热之功。

方中苦杏仁降利肺气而止咳,故宜用焯苦杏仁或炒苦杏仁。

方中桔梗开宣肺气,化痰止咳,故宜选用桔梗。

方中甘草清热解毒,调和诸药,故宜选用甘草。

方中芦根与鲜芦根比较,鲜芦根清热泻火,生津止渴作用较芦根力胜。本方剂宜选用鲜芦根。

方中薄荷中挥发性的成分为有效成分,故宜后入。

· 麻黄杏仁甘草石膏汤 ·

(《伤寒论》)

【组成】麻黄去节,四两 杏仁去皮,五十个 甘草炙,二两 石膏碎,绵裹,半斤

【用法】上四味,以水七升,煮麻黄,减二升,去上沫,内诸药,煮取二升,去滓,温服一升。

【功用】辛凉宣泄,清肺平喘。

【主治】外感风邪,邪热壅肺证。身热不解,咳喘,甚则气急鼻煽,口渴,有汗或无汗,舌苔薄白或黄,脉浮而数。

【方解】

君	麻黄	宣肺平喘，解表透邪
	石膏	清泄肺热
臣	杏仁（苦杏仁）	降肺气，止咳喘
使	甘草	益气和中，调和诸药

【炮制品的合理选用】麻黄 9g　石膏 18g　苦杏仁 9g　甘草 6g

【注解】方中麻黄宣肺平喘，解表透邪，麻黄生用发汗散寒，宣肺平喘，利水消肿，故宜选用麻黄。

方中苦杏仁降肺气，止咳喘，宜选用苦杏仁或炒苦杏仁。

方中甘草益气和中，调和诸药，宜选用炒甘草或蜜甘草。

方中石膏清泄肺热，除烦止渴，石膏生用甘、辛，大寒，清热泻火，除烦止渴，故宜选用石膏。

·升麻葛根汤·

（《太平惠民和剂局方》）

【组成】升麻　芍药　甘草炙，各十两　葛根十五两

【用法】上为粗末，每服三钱，用水一盏半，煎取一中盏，去滓，稍热服，不拘时候，日二三服，以病气去，身凉为度。

【功用】解肌透疹。

【主治】麻疹初起。疹出不透，身热恶风，喷嚏，咳嗽，目赤而流泪，口渴，舌红，脉浮数。

【方解】

君	升麻	解肌透疹
臣	葛根	解肌发表，生津除热
佐	芍药（白芍）	滋阴和营，防君臣药发散太过
使	甘草	调和诸药

【炮制品的合理选用】升麻 15g　葛根 20g　白芍 15g　甘草 15g

【注解】方中升麻解肌透疹,生用升麻升散作用强,以解表透疹、清热解毒力胜。故宜选用升麻。

方中葛根解肌发表,生津除热,葛根生用解肌退热、生津止渴、透疹作用较强,故宜选用葛根。

方中白芍滋阴和营,防麻黄和葛根发散太过,白芍生用养血调经、敛阴止汗作用较强,炒白芍性稍缓,以养血敛阴为主,可选用白芍或炒白芍。

方中甘草调和诸药,宜选用甘草。

· 柴葛解肌汤 ·

(《伤寒六书》)

【组成】柴胡　葛根　甘草　黄芩　芍药　羌活　白芷　桔梗(原著无用量)

【用法】水二盏,姜三片,枣二枚,《伤寒杀车槌法》加石膏一钱,煎之热服。

【功用】解肌清热。

【主治】外感风寒,郁而化热证。恶寒渐轻,身热渐盛,无汗头痛,目疼鼻干,心烦不眠,嗌干耳聋,眼眶痛,舌苔薄黄,脉浮微洪。

【方解】

君	柴胡	疏风散热,清透少阳
	葛根	解肌清热,解阳明之邪
臣	羌活、白芷	散太阳表邪而止头痛
	黄芩、石膏	清泄少阳、阳明之邪热
佐	桔梗	宣利肺气
	生姜	发散风寒
	芍药(白芍)、大枣	滋阴养血,防热邪伤阴,又防疏散太过
使	甘草	清热解毒,调和诸药

【炮制品的合理选用】柴胡 9g　葛根 12g　甘草 6g　黄芩 6g　羌活 6g　白芷 6g　白芍 6g　桔梗 9g　石膏 15g[先煎]　生姜 6g　大枣 2 枚

【注解】方中柴胡疏风散热，清透少阳，柴胡生用疏散退热，疏肝解郁，升举阳气，故宜选用柴胡。

方中葛根解肌清热，解阳明之邪，葛根生用解肌退热，生津止渴，透疹作用较强，故宜选用葛根。

方中石膏清泄阳明之邪热，石膏生用甘、辛，大寒。清热泻火，除烦止渴，故宜选用石膏。

方中黄芩清泄少阳之邪热，黄芩生用具有清热燥湿，泻火解毒，止血，安胎的功效，故宜选用黄芩。

方中甘草清热解毒，调和诸药，甘草生用偏于清热解毒，故宜选用甘草。

方中白芍滋阴养血，白芍生用养血调经，敛阴止汗，炒白芍性稍缓，以养血敛阴为主，故宜选用白芍或炒白芍。

方中桔梗化痰止咳，桔梗生用宣肺利咽，祛痰排脓，宜选用桔梗。

第三节　扶正解表剂

扶正解表剂适用于正气不足又感受外邪证。症见恶寒，发热，头痛，身痛，舌淡，苔白，脉浮而重按无力等。常用辛温解表药如麻黄、羌活、防风、紫苏叶等和益气扶正药如人参、黄芪等为主组成方剂。代表方如败毒散。

· 败毒散 ·

（《小儿药证直诀》）

【组成】柴胡洗，去芦　前胡　川芎　枳壳　羌活　独活　茯苓　桔梗炒　人参各一两　甘草半两

【用法】原方为末，每服二钱，入生姜、薄荷煎服。

【功用】散寒祛湿，益气解表。

【主治】气虚外感风寒湿邪表证。憎寒壮热，头项强痛，肢体酸痛，无汗，鼻塞声重，咳嗽有痰，胸膈痞满，舌淡苔白，脉浮而按之无力。

【方解】

君	羌活	祛上半身之风寒湿邪
	独活	善祛下半身之风寒湿邪
臣	川芎	祛风止痛
	柴胡	发散透表
佐	桔梗、前胡、枳壳	宣肺降气，化痰止咳
	茯苓	健脾祛湿，杜绝生痰之源
	人参	扶助正气以驱邪外出，使该方散中有补，不致耗伤真元
	生姜、薄荷	助君臣药以发散外邪
使	甘草	益气和中，调和诸药

【炮制品的合理选用】羌活 6g　独活 6g　川芎 6g　柴胡 6g　前胡 6g　枳壳 6g　茯苓 6g　桔梗 6g　红参 6g另煎　炒甘草 3g　生姜 3g　薄荷 3g后下

【注解】方中川芎祛风止痛，川芎生用祛风止痛强，活血行气弱，酒川芎活血行气弱，祛风止痛强，宜用川芎。

方中柴胡发散透表，柴胡生用疏散退热，升举阳气，故宜用柴胡。

方中枳壳宽中理气，宜用枳壳。

方中桔梗化痰止咳，桔梗生用宣肺利咽，祛痰排脓，宜选用桔梗。

方中甘草益气和中，调和诸药，宜选用炒甘草或蜜甘草。

方中人参扶助正气以驱邪外出，选用红参或生晒参均可。

第二章

泻下剂

以泻下药为主,具有通便或逐水等作用,主治里实积滞证的一类方剂,称为泻下剂,有寒下剂、温下剂、润下剂、逐水剂、攻补兼施剂五类。

泻下剂使用应注意以下几个方面:①明确主治证,表证未解,里未成实者,不宜使用;里已成实,但表邪未解者,宜先解表,后治里,或表里双解。②药性较为峻烈,年老体弱者、孕妇、产妇均应慎用或禁用。③易伤胃气,得效即止,不宜长期使用。

第一节　寒下剂

寒下剂适用于里热积滞实证。主要症状表现为大便秘结,腹部胀满疼痛,甚或潮热,舌苔厚,脉实等。组方药物以寒下药物为主,如大黄、芒硝等。代表方有大承气汤、大黄牡丹汤等。

· 大承气汤 ·

(《伤寒论》)

【组成】大黄酒洗,四两　厚朴去皮,炙,八两　枳实炙,五枚　芒硝三合

【用法】上四味,以水一斗,先煮二物,取五升,去滓,内大黄,煮取二升,去滓,内芒硝,更上微火一二沸,分温再服。得下,余勿服。

【功用】峻下热结,行气导滞。

【主治】

1. 阳明腑实证。症见大便不通,脘腹胀满,腹痛拒按,按之硬,甚或潮热谵

语,手足濈然汗出,舌质红,苔黄燥起刺或焦黑燥裂,脉沉实。

2. 热结旁流证。症见下利清水,色纯青,气味臭秽,脐腹疼痛,按之坚硬有块,口干舌燥,脉滑实。

3. 热厥、痉病、发狂等属里热实证者。

【方解】

君	大黄	苦寒降泄,荡涤胃肠热结
臣	芒硝	咸寒软坚润燥
佐	厚朴、枳实	下气导滞、消痞除满

【炮制品的合理选用】大黄 12g后下　厚朴 24g　麸炒枳实 12g　芒硝 9g冲服

【注解】方中大黄苦寒降泄,荡涤胃肠热结,生用大黄泻下攻积,清热泻火,故宜用大黄并后下。

方中厚朴消痞除满,厚朴生用药力峻烈,有燥湿消痰、下气除满的功效,故宜选用厚朴。

方中枳实下气导滞、消痞除满,麸炒枳实长于消积化痞,多用于食积胃脘痞满,积滞便秘,湿热泻痢,故宜选用麸炒枳实。

· 大黄牡丹汤 ·

(《金匮要略》)

【组成】大黄四两　牡丹一两　桃仁五十个　瓜子半升　芒硝三合

【用法】上五味,以水六升,煮取一升,去滓,内芒硝,再煎沸,顿服之。

【功用】泄热破瘀,散结消肿。

【主治】肠痈初起,湿热瘀滞证。症见右少腹疼痛拒按,按之其痛如淋,甚或局部有痞块,或右足屈而不伸,伸直则牵引痛剧,发热、恶寒、自汗出,舌苔黄腻,脉滑数。

【方解】

君	大黄	泄热逐瘀,清泻汤中湿热瘀毒
	桃仁	破血散瘀

续表

臣	芒硝	清热泻下，软坚散结
	牡丹(牡丹皮)	凉血散瘀、消肿
佐	瓜子(冬瓜子)	清肠中湿热，排脓散结消痈

【炮制品的合理选用】大黄 12g　烊桃仁 9g　牡丹皮 3g　芒硝 9g冲服　冬瓜子 30g

【注解】方中大黄泄热逐瘀，清泻汤中湿热瘀毒，大黄生用泻下攻积，清热泻火，凉血解毒，逐瘀通经，利湿退黄，故宜选用大黄。

方中桃仁破血散瘀。宜选用烊桃仁或桃仁。

方中冬瓜子清肠中湿热，排脓散结消痈，宜选用冬瓜子或炒冬瓜子。

第二节　温下剂

温下剂适用于里寒积滞实证。主要症状为大便秘结，脘腹冷痛喜按，手足不温，甚或肢厥，苔白滑，脉沉紧。组方药物以泻下药如大黄、芒硝与温里药如附子、干姜等为主。代表方有温脾汤等。

·温脾汤·

(《备急千金要方》)

【组成】大黄四两　附子大者一枚　干姜　人参　甘草各二两

【用法】上五味，㕮咀，以水八升，煮取二升半，分三服。

【功用】泻下寒积，温补脾阳。

【主治】阳虚寒积证。症见便秘腹痛，脐周绞痛，手足不温，苔白不渴，脉沉弦而迟。

【方解】

君	附子	温壮脾阳以散寒凝
	大黄	泻下攻积

续表

臣	干姜	温脾散寒,增强附子温阳祛寒之效
佐	人参	补益脾胃,助附子、干姜温补阳气,并使大黄下不伤正
使	甘草	补益脾胃,调和诸药

【炮制品的合理选用】炮附片 12g 先煎 大黄 12g 干姜 6g 红参 6g 另煎 蜜甘草 6g

【注解】附子常见炮制品有黑顺片、白附片、炮附片、淡附片,这是 2020 年版《中国药典》的命名,通常教材都称为附子(黑顺片、白附片),炮附子(炮附片),制附子(淡附片)。方中附子温壮脾阳以散寒凝,属于回阳救逆、补火助阳之效,故宜选用黑顺片、白附片。

方中大黄生用泻下攻积,清热泻火,凉血解毒,逐瘀通经,利湿退黄,宜选用大黄。

方中人参补益脾胃,助附子、干姜温补阳气,并使大黄下不伤正,宜选用红参。

方中甘草补益脾胃,调和诸药,宜选用蜜甘草,增强其补益脾胃的作用。

第三节 润下剂

润下剂适用于津枯肠燥所致大便秘结证。主要症状为大便秘结,小便短赤,舌红苔黄燥,脉滑数等。组方药物以润肠通便药物为主,如火麻仁、苦杏仁等。代表方有麻子仁丸,济川煎等。

· 麻子仁丸 ·

(《伤寒论》)

【组成】麻子仁二升 芍药半斤 枳实炙,半斤 大黄去皮,一斤 厚朴炙,去皮,一尺 杏仁去皮尖、熬,别作脂,一升 蜂蜜

【用法】上药为末,蜜和丸,如梧桐子大,饮服十丸,日三服,渐加,以知

为度。

【功用】润肠泻热，行气通便。

【主治】脾约证。症见大便干结，小便频数，脘腹胀痛，舌红苔黄，脉细涩。

【方解】

君	麻子仁(火麻仁)	质润多脂，滋脾润燥，滑肠通便
	大黄	泻下，清热
臣	杏仁(苦杏仁)	肃降肺气，润肠通便
	芍药(白芍)	养阴和里，有助于滋脾润燥，润肠通便
佐	枳实、厚朴	下气破结，助君、臣药通便
使	蜂蜜	养胃润肠

【炮制品的合理选用】炒火麻仁 30g　大黄 10g　炒苦杏仁 10g　炒白芍 15g　麸炒枳实 9g　姜厚朴 10g　蜂蜜 15g

【注解】方中火麻仁质润多脂，滋脾润燥，滑肠通便，宜选用炒火麻仁。典籍中记载火麻仁生用具有“破血，利小便”作用，较少使用；炒火麻仁气香，增强其润肠燥、滋阴血的作用，用于肠燥血少，大便秘结，体虚心悸。

方中大黄泻下，清热，大黄生用泻下攻积，清热泻火，凉血解毒，逐瘀通经，利湿退黄，宜选用大黄，大便秘结严重者宜后入。

方中苦杏仁肃降肺气，润肠通便，宜选用炒苦杏仁或焯苦杏仁。

方中白芍养阴和里，有助于滋脾润燥，润肠通便，宜选用炒白芍。

方中厚朴下气破结，助君、臣药通便。厚朴常见炮制品有厚朴和姜厚朴。厚朴药力峻烈，有燥湿消痰，下气除满的功效，对咽喉有刺激作用，一般不生用；姜厚朴消除其对咽喉的刺激作用，增强了宽中和胃作用。本方宜选用姜厚朴。

方中枳实消积化痞，本方属于润下剂，宜选用麸炒枳实。

· 济川煎 ·

(《景岳全书》)

【组成】当归三至五钱　牛膝二钱　肉苁蓉酒洗去咸，二至三钱　泽泻一钱半　升麻五至七分或一钱　枳壳一钱，虚甚者不必用

【用法】水一盏半，煎七分，食前服。

【功用】温肾益精，润肠通便。

【主治】肾虚便秘证。症见大便秘结，小便清长，腰酸膝软，苔白，脉沉迟。

【方解】

君	肉苁蓉	补肾益精，润肠通便
臣	当归	养血润肠
	牛膝	补益肝肾，强壮腰膝，且引药下行
佐	枳壳	下气宽肠助通便
	泽泻	渗利泻浊
	升麻	轻宣升阳，清阳得升，浊阴自降

【炮制品的合理选用】酒肉苁蓉 9g　当归 15g　牛膝 6g　枳壳 3g　盐泽泻 4.5g　蜜升麻 3g

【注解】方中肉苁蓉性味咸温，质润而降，酒制为宜，既能补肾益精，又能润肠通便。故宜选用酒肉苁蓉。

当归在传统方剂中常分为当归头、当归身、当归尾和全当归，止血用当归头，补血用当归身，破血用当归尾，补血活血用全当归。本方当归养血润肠，宜选用全当归，即药典中的当归。

方中牛膝补益肝肾，强壮腰膝，且引药下行，故宜选用牛膝。

方中枳壳下气宽肠助通便，生用枳壳理气宽中，宜选用枳壳。

方中泽泻渗利泻浊，盐泽泻取其引药下行、滋阴、利尿之效，故宜选用盐泽泻。

方中升麻轻宣升阳，清阳得升，浊阴自降，升麻用意是升提脾阳，且本方尤适于老人肾虚及产后血虚之便秘，升麻蜜炙后略带甘补之性，辛散作用减弱，以升脾阳为主，并减少对胃的刺激性。故宜选用蜜升麻。

第四节　逐水剂

逐水剂适用于水饮壅盛于里之实证。主要症状为胸胁隐痛，或水肿腹胀，二便不利，脉实有力等。组方药物以峻下逐水药如大戟、芫花、甘遂等为主。代表方如十枣汤。

· 十枣汤 ·

（《伤寒论》）

【组成】芫花熬　甘遂　大戟各等分

【用法】三味等分，分别捣为散。以水一升半，先煮大枣肥者十枚，取八合去滓，内药末。强人服一钱匕，羸人服半钱，温服之，平旦服。若下后病不除者，明日更服，加半钱。得快下利后，糜粥自养。

【功用】攻逐水饮。

【主治】

1. 悬饮。症见咳唾胸胁牵引作痛，心下痞硬胀满，干呕短气，头痛目眩，或胸背掣痛不得息，舌苔白滑，脉沉弦。

2. 水肿。症见全身浮肿，按之陷指，伴腹胀喘满，二便不利，脉沉实。

【方解】

君	甘遂	善泻经隧之水湿
	大戟（京大戟）	善泻脏腑之水浊
	芫花	善消胸胁伏饮痰癖
佐	大枣	益脾缓中，防止逐水伤及脾胃，并缓上诸药毒性

【炮制品的合理选用】醋芫花 0.5～1g　醋甘遂 0.5～1g　醋京大戟 0.5～1g　大枣 10 枚

【注解】方中芫花善消胸胁伏饮痰癖。芫花生用，泄水逐饮较猛，有毒较少内服，外用杀虫疗疮；醋芫花降低其毒性，缓和了泻下作用，主要用于水肿胀满，胸腹积水，痰饮积聚，气逆咳喘，二便不利。本方剂属于内服，故宜选用醋芫花。

方中甘遂善泻经隧之水湿。甘遂生用属于"医疗用毒性中药饮片"，有大毒。常见炮制品有甘遂和醋甘遂，甘遂药力峻烈，传统上入丸散剂，或水调外敷，用于痈疽疮毒，胸腹积水；醋甘遂毒性降低，缓和泻下作用，用于腹水肿满，痰饮积聚，气逆喘咳，风痰癫痫等。故宜选用醋甘遂。

方中大戟善泻脏腑之水浊。大戟植物来源有两个，一是为茜草科植物红大戟，二是大戟科植物大戟，2020 年版《中国药典》将其分为红大戟和京大戟，红大戟有小毒，京大戟有毒，红大戟消肿散结的效能较强，京大戟泻下逐水的效能较强；本方剂攻逐水饮，应为京大戟，常见京大戟的炮制品有京大戟和醋京大戟,京大戟泻下力猛,多外用,用于痈肿疮毒,瘰疬痰核;醋京大戟降低毒性,缓和峻烈作用,用于水肿喘满,胸腹积水,痰饮结聚等。本方剂宜选用醋京大戟。

第五节 攻补兼施剂

攻补兼施剂适用于里实正虚证。主要症状为腹满便秘,身热口渴,或兼神倦少气,或口干唇燥,舌红苔黄或焦黄,脉虚或细数等。组方药物以泻下药如大黄、芒硝等配伍补益药如人参、当归、地黄、玄参等为主。代表方有黄龙汤。

· 黄龙汤 ·

(《伤寒六书》)

【组成】大黄三钱 芒硝四钱 枳实二钱 厚朴一钱 甘草一钱 当归三钱 人参二钱

【用法】以水二盏,姜三片,枣二枚,煎之后,再入桔梗一撮,热沸为度。

【功用】攻下热结,补气养血。

【主治】阳明腑实,气血不足证。症见下利清水,色纯青,秽臭,或便秘,脘腹胀满或腹痛拒按,身热口渴,口舌干燥,谵语,甚则循衣撮空,神倦少气,舌苔焦黄或焦黑,脉虚。

【方解】

君	大黄	泻下清热
臣	芒硝	润燥软坚
佐	枳实、厚朴	行气导滞
	当归、人参	补养气血
	生姜、大枣、甘草	和胃,使芒硝、大黄寒下而不败胃
	桔梗	开肺气而通肠腑
使	甘草	调和诸药

【炮制品的合理选用】大黄 9g后下 芒硝 6g冲服 麸炒枳实 9g 姜厚朴 9g

当归 6g　红参 9g[另煎]　桔梗 3g　甘草 3g　生姜 6g　大枣 2 枚

【注解】方中大黄泻下清热，大黄生用泻下攻积，清热泻火，凉血解毒，逐瘀通经，利湿退黄，故宜用大黄。视大便秘结情况，选择是否后下。

方中枳实行气导滞，消积化痞。枳实生用破气消积，化痰散痞；麸炒枳实长于消积化痞。故宜用麸炒枳实。

方中厚朴行气导滞。厚朴常见炮制品有厚朴和姜厚朴。姜厚朴消除其对咽喉的刺激作用，增强了宽中和胃作用。本方剂主治阳明腑实，气血不足证，脾胃为后天之本，气血生化之源，故宜选用姜厚朴。

方中甘草调和诸药，本方剂又攻下热结，故宜选用甘草。

方中当归养血润肠，当归生用补血活血，调经止痛，润肠通便，故宜选用当归。

方中人参补益脾胃，扶正以利祛邪，使之不伤正，故宜选用红参。

· 增液承气汤 ·

（《温病条辨》）

【组成】玄参一两　麦冬连心，八钱　细生地八钱　大黄三钱　芒硝一钱五分

【用法】水八杯，煮取二杯，先服一杯，不知，再服。

【功用】滋阴增液，泄热通便。

【主治】热结阴亏证。症见大便秘结，下之不通，脘腹胀满，口干唇燥，舌红苔黄，脉细数。

【方解】

君	玄参	滋阴泄热通便
臣	麦冬、细生地（地黄）	滋阴生津
佐	大黄、芒硝	软坚润燥，泄热通便

【炮制品的合理选用】（蒸）玄参 30g　麦冬 24g　地黄 24g　大黄 9g[后下]　芒硝 4.5g[溶化]

【注解】方中玄参滋阴泄热通便。2020 年版《中国药典》饮片项下，玄参包括生用和蒸用两种，但药典用名只有玄参一个，在本书中称为玄参和蒸玄参，

玄参泻火解毒力胜,用于温毒发斑,目赤肿痛,痈疽疮毒等;蒸玄参寒性缓和,以凉血滋阴为好,用于热病伤阴,津伤便秘,骨蒸劳热等。故宜选用蒸玄参为佳,取其滋阴凉血之效。

方中麦冬滋阴生津,麦冬生用以养阴润燥、益胃生津为主,故宜选用麦冬。

方中地黄滋阴生津,地黄具有清热凉血、养阴、生津的功能,故宜选用地黄。

方中大黄泄热通便,大黄生用泻下攻积,清热泻火,凉血解毒,逐瘀通经,利湿退黄,故宜选用大黄。视大便秘结情况,选择是否后入。

第三章

和解剂

凡具有和解少阳、调和肝脾、调和寒热等作用，主治伤寒邪在少阳、肝脾不和、寒热错杂的方剂，统称为和解剂。

和解剂主治伤寒少阳证、肝脾不和证、寒热互结证等。根据主治证的不同，本章方剂分为和解少阳剂、调和肝脾剂、调和寒热剂三类。

第一节　和解少阳剂

和解少阳剂适用于邪在少阳的病证。症见往来寒热，胸胁苦满，默默不欲饮食，心烦喜呕，口苦，咽干，目眩，脉弦等。常用柴胡或青蒿与黄芩相配为主组方。代表方如小柴胡汤、蒿芩清胆汤等。

·小柴胡汤·

（《伤寒论》）

【组成】柴胡半斤　黄芩三两　人参三两　甘草炙，三两　半夏洗，半升　生姜切，三两　大枣擘，十二枚

【用法】上七味，以水一斗二升，煮取六升，去滓，再煎取三升，温服一升，日三服。

【功用】和解少阳。

【主治】

1. 伤寒少阳证。症见往来寒热，胸胁苦满，默默不欲饮食，心烦喜呕，口苦，咽干，目眩，舌苔薄白，脉弦者。

2. 热入血室。妇人伤寒，经水适断，寒热发作有时。

3. 疟疾、黄疸等病而见少阳证者。

【方解】

君	柴胡	清解少阳之邪，疏肝解郁
臣	黄芩	清泄少阳之热
佐	半夏、生姜	和胃降逆止呕
	人参、大枣	益气健脾，扶正祛邪
使	甘草	助参、枣扶正，且能调和诸药

【炮制品的合理选用】柴胡 24g　黄芩 9g　生晒参 9g另煎　姜半夏 9g　生姜 9g　大枣 4 枚　蜜甘草 9g

【注解】方中柴胡清解少阳之邪，疏肝解郁，和解少阳柴胡宜生用，故宜选用柴胡。

方中黄芩苦寒，清泄少阳半里之热，黄芩生用清热燥湿，泻火解毒，故宜选用黄芩。

方中人参益气健脾，既可扶正祛邪，又可益气以御邪气内传，故宜选用生晒参，其补气作用强于红参。

方中半夏和胃降逆止呕，姜半夏善于止呕，以温中化痰，降逆止呕，故宜选用姜半夏。

方中甘草助参、枣扶正，且能调和诸药，故宜选用炒甘草或蜜甘草，取其补脾健胃、调和诸药之效。

方中生姜与半夏配伍，和胃降逆止呕。生姜属于辛温解表药，偏于散寒解表、温中止呕，在《伤寒论》方中常常与大枣联用，故宜选用生姜。

·蒿芩清胆汤·

（《重订通俗伤寒论》）

【组成】青蒿脑钱半至二钱　淡竹茹三钱　仙半夏钱半　赤茯苓三钱　青子芩钱半至三钱　生枳壳钱半　广陈皮钱半　碧玉散（滑石、甘草、青黛）包，三钱

【用法】水煎服。

【功用】清胆利湿,和胃化痰。

【主治】少阳湿热证。症见寒热如疟,寒轻热重,口苦膈闷,吐酸苦水,或呕黄涎而黏,甚则干呕呃逆,胸胁胀痛,小便黄少,舌红苔白腻,间现杂色,脉数而右滑左弦。

【方解】

君	青蒿脑	清透少阳邪热
	青子芩(黄芩)	内清少阳湿热,又能透邪外出
臣	淡竹茹	善清胆胃之热,化痰止呕
	仙半夏	燥湿化痰,和胃降逆
	碧玉散、赤茯苓	清热利湿,导邪从小便而去
佐	生枳壳	下气宽中,除痰消痞
	广陈皮	理气化痰,宽胸畅膈

【炮制品的合理选用】青蒿 4.5～6g后下　黄芩 4.5～9g　姜竹茹 9g　姜半夏 4.5g　麸炒枳壳 4.5g　陈皮 4.5g　茯苓 9g　碧玉散(滑石粉、甘草、青黛)9g

【注解】方中青蒿脑指青蒿的新发之嫩芽,入煎剂宜后下。青蒿古代有捣汁用、蒸露、酒浸等,这些炮制方法都是为了解决青蒿有效成分(青蒿素)不溶于水的问题。

方中青子芩为黄芩,内清少阳湿热,又能透邪外出,黄芩生用具清热燥湿,泻火解毒,故宜选用黄芩。

方中淡竹茹清胆胃之热,化痰止呕,姜竹茹可缓解竹茹的微寒之性,能增强降逆止呕的功效,故宜选用姜竹茹。

方中仙半夏燥湿化痰,和胃降逆,故宜用姜半夏。

方中枳壳下气宽中,除痰消痞,故宜用麸炒枳壳。

方中陈皮宜选用贮存一年以上的陈皮为宜,取其理气之力强,燥性缓和。

方中碧玉散是“六一散”加青黛,六一散是滑石和甘草按照重量 6 ∶ 1 的比例配制而成的散剂,具有祛暑利湿之功效,加青黛使散剂颜色呈青绿色,故名“碧玉散”,功效祛暑清热。

第二节 调和肝脾剂

调和肝脾剂适用于肝脾不和证。其证多由肝气郁结、横犯脾土或因脾虚、肝木乘脾所致。常用疏肝理气药、养血和血药及健脾药配伍组方。代表方如四逆散、逍遥散等。

·四逆散·

(《伤寒论》)

【组成】甘草炙　枳实破,水渍,炙干　柴胡　芍药各十分

【用法】上四味,捣筛,白饮和服方寸匕,日三服。

【功用】透邪解郁,疏肝理脾。

【主治】

1. 阳郁厥逆证。症见手足不温,或腹痛,或泄利下重,脉弦。
2. 肝脾气郁证。症见胁肋胀闷,脘腹疼痛,脉弦。

【方解】

君	柴胡	疏肝解郁,透邪外出
臣	芍药(白芍)	敛阴养血柔肝
佐	枳实	理气解郁,泄热破结
使	甘草	调和诸药,益脾和中

【炮制品的合理选用】醋柴胡 6g　炒白芍 6g　枳实 6g　蜜甘草 6g

【注解】方中柴胡疏肝解郁,透邪外出。本方治疗肝气郁滞之证,故宜选用醋柴胡。

方中白芍敛阴养血柔肝,炒白芍以养血敛阴为主,故宜选用炒白芍。

方中枳实理气解郁,泄热破结,枳实生用长于破气消痰,故宜选用枳实。

方中甘草调和诸药,益脾和中,宜选用炒甘草或蜜甘草。

· 逍遥散 ·

（《太平惠民和剂局方》）

【组成】甘草微炙赤，半两　当归去苗，锉，微炒　茯苓去皮，白者　白芍白者　白术　柴胡去苗，各一两

【用法】上为粗末，每服二钱，水一大盏，烧生姜一块切破，薄荷少许，同煎至七分，去渣热服，不拘时候。

【功用】疏肝解郁，养血健脾。

【主治】肝郁血虚脾弱证。症见两胁作痛，头痛目眩，口燥咽干，神疲食少，或往来寒热，或月经不调，乳房胀痛，脉弦而虚。

【方解】

君	柴胡	疏肝解郁
臣	当归	养血和血，理气
	白芍	养血敛阴，柔肝缓急
佐	白术、茯苓、甘草	健脾益气，使营血生化有源
	薄荷	疏肝散郁
	生姜	降逆和中，辛散达郁
使	甘草	调和诸药

【炮制品的合理选用】醋柴胡 9g　当归 9g　炒白芍 9g　茯苓 9g　麸炒白术 9g　蜜甘草 15g　煨生姜 3 片，薄荷 6g后下

【注解】方中柴胡疏肝解郁，柴胡醋炙后能缓和升散之性，增强疏肝止痛作用，宜选用醋柴胡。

方中当归养血和血，理气，当归生用补血活血，调经止痛，润肠通便，宜选用当归。

方中白芍养血敛阴，柔肝缓急，炒白芍性稍缓，以养血敛阴为主，宜选用炒白芍。

方中白术健脾燥湿，麸炒白术缓和燥性，借麸入中，增强健脾作用，宜选用麸炒白术。

方中甘草调和诸药。甘草蜜炙后健脾益气，兼调诸药为使，本方宜选用蜜甘草。

烧生姜,为特殊用法,以减弱其辛散之力,用其温中和胃之功;性似半生不熟,取和解之意。煨生姜最为合适。

第三节 调和寒热剂

调和寒热剂适用于寒热互结于中焦,升降失常,而致心下痞满、恶心呕吐、肠鸣下利等。常用辛温药(如干姜、生姜、半夏等)与苦寒药(黄连、黄芩等)为主组成方剂。代表方如半夏泻心汤等。

· 半夏泻心汤 ·

(《伤寒论》)

【组成】半夏洗,半升 黄芩 干姜 人参各三两 黄连一两 大枣擘,十二枚 甘草炙,三两

【用法】上七味,以水一斗,煮取六升,去滓,再煎取三升,温服一升,日三服。

【功用】寒热平调,散结消痞。

【主治】寒热互结之痞证。症见心下痞满,但满而不痛,或呕吐,肠鸣下利,舌苔腻而微黄。

【方解】

君	半夏	降逆止呕,散结消痞
臣	干姜、黄芩、黄连	干姜温中散寒,黄芩、黄连苦寒泄热以开痞,君臣相伍,寒热平调,辛开苦降
佐	人参、大枣	甘温益气,以补脾虚
使	甘草	补脾和中而调诸药

【炮制品的合理选用】姜半夏 12g 黄芩 9g 姜黄连 3g 干姜 9g 红参 9g 蜜甘草 9g 大枣 12 枚

【注解】方中半夏降逆止呕、散结消痞,姜半夏善于止呕,以温中化痰、降逆

止呕为主,宜选用姜半夏。

方中黄芩苦寒泄热以开痞,黄芩生用清热燥湿,泻火解毒,宜选用黄芩。

方中黄连苦寒泄热以开痞,姜黄连能缓和其苦寒之性,并增强其止呕作用,善清胃热;本方剂多用于中气虚弱之痞证,常见呕吐,故宜用姜黄连,泄热开痞而防止伐胃过度,同时有止呕之功。

方中人参补脾虚,本方宜选用红参。

方中甘草补脾和中而调诸药,本方宜选用蜜甘草。

第四章

清热剂

清热剂是以清热药为主，具有清热、泻火、凉血、解毒等作用，用以治疗里热证的方剂。属于“八法”中的“清法”。

里热有在气分、血分、脏腑等的区别；有实热、虚热之分；有轻重缓急之殊。治疗上，热者寒之、温者清之。清热剂按治法相应分为清气分热剂、清营凉血剂、清热解毒剂、清脏腑热剂、清虚热剂等五类。

第一节　清气分热剂

清气分热剂适用于热在气分证。主要症状为身热不恶寒，反恶热，多汗，口渴饮冷，舌红苔黄，脉数有力等。组方药物以石膏、知母为主。代表方有白虎汤。

· 白虎汤 ·

（《伤寒论》）

【组成】石膏碎，一斤　知母六两　甘草炙，二两　粳米六合

【用法】上四味，以水一斗，煮米熟，汤成，去滓，温服一升，日三服。

【功用】清热生津。

【主治】阳明气分热盛证。症见大热，大渴，大汗出，脉洪大有力。

【方解】

君	石膏	清解，透热出表，除阳明气分之热
臣	知母	助石膏清阳明气分热，滋阴润燥救已伤之阴津
佐	粳米、甘草	益胃生津，防石膏大寒伤中
使	甘草	调和诸药

【炮制品的合理选用】石膏 50g先煎　知母 18g　粳米 9g　蜜甘草 6g

【注解】方中石膏清解，透热出表，除阳明气分之热。石膏生用，甘、辛，大寒；清热泻火，除烦止渴。故宜选用石膏。石膏入煎剂应先煎。

方中知母清热泻火，生津润燥，泻肺。知母生用，苦寒滑利，善于清热泻火，生津润燥，泻肺、胃之水。故宜选用知母。

方中甘草既有益胃生津作用，又有调和诸药作用。蜜甘草味甘，性温；以补脾和胃、益气复脉力胜。炒甘草味甘，性微温；缓急止痛，调和诸药。故选用蜜甘草或炒甘草。

第二节　清营凉血剂

清营凉血剂适用于邪热传营，或热入血分诸证。主要症状为：邪热传营见有身热夜甚，心烦不寐，时有谵语，斑疹隐隐，舌绛而干，脉数等；热入血分则见出血，发斑，昏狂，谵语，舌绛起刺，脉数等。组方药物以水牛角、生地黄等清营凉血药物为主。其中邪热传营配伍金银花、连翘、淡竹叶等；热入血分配伍牡丹皮、赤芍等。代表方如清营汤、犀角地黄汤。

· 清营汤 ·

（《温病条辨》）

【组成】犀角三钱　生地黄五钱　元参三钱　竹叶心一钱　麦冬三钱　丹参二钱　黄连一钱五分　银花三钱　连翘连心用，二钱

【用法】上药，水八杯，煮取三杯，日三服。

【功用】清营解毒，透热养阴。

【主治】热入营分证。症见身热夜甚，神烦少寐，时有谵语，口渴或不渴，斑疹隐隐，脉细数，舌绛而干。

【方解】

君	犀角（水牛角）	清解营分之热毒
臣	生地黄	凉血滋阴
	麦冬	清热养阴生津
	元参（玄参）	滋阴降火解毒
佐	银花（金银花）、连翘	清热解毒，轻清透泄，使营分热邪外达
	竹叶心	清心除烦
	黄连	清心解毒
	丹参	清热凉血，并能活血散瘀，可防热与血结

【炮制品的合理选用】水牛角 30g[先煎]　地黄 15g　玄参 9g　麦冬 9g　竹叶 3g　丹参 6g　黄连 5g　金银花 9g　连翘 6g

【注解】方中犀牛角因保护之故，现已禁用，故常用水牛角代替。

方中生地黄清热凉血滋阴，经考证宋代苏颂《本草图经》之前，方剂中生地黄为鲜地黄，本方又是治疗热入营分证的代表方剂，鲜地黄不仅清热凉血，还有养阴生津作用。故鲜地黄最佳，地黄次之。

方中黄连清心解毒。黄连生用味苦，性寒；清热燥湿，泻火解毒。故宜选用黄连。

·犀角地黄汤·

（《外台秘要》）

【组成】犀角一两　生地黄八两　芍药三两　牡丹皮二两

【用法】上药四味，㕮咀，以水九升，煮取三升，分三服。

【功用】清热解毒，凉血散瘀。

【主治】

1. 热入血分证。身热谵语，症见斑色紫黑，舌绛起刺，脉细数，或喜忘如狂，漱水不欲咽，大便色黑易解等。

2. 热伤血络证。症见吐血，衄血，便血，尿血等，舌红绛，脉数。

【方解】

君	犀角(水牛角)	凉血清心而解热毒，使火平热降，毒解血宁
臣	生地黄	凉血滋阴，可助水牛角清热凉血，又能止血
佐	芍药(赤芍)、牡丹皮	清热凉血，活血散瘀

【炮制品的合理选用】水牛角 30g 先煎　鲜地黄 24g　赤芍 12g　牡丹皮 9g

【注解】方中犀牛角因保护之故，现已禁用，故常用水牛角代替。

方中生地黄清热凉血滋阴，止血，经考证宋代苏颂《本草图经》之前，方剂中生地黄为鲜地黄，本方又是治疗热入血分证的代表方剂，鲜地黄不仅清热凉血，还有养阴生津作用。故宜选用鲜地黄。

第三节　清热解毒剂

清热解毒剂适用于温疫、温毒、火毒及疮疡疔毒等证。主要症状为大热渴饮，咽喉肿痛，口舌生疮，谵语神昏，吐衄发斑，舌绛唇焦等。组方药物以黄芩、黄连、连翘、金银花、蒲公英、大青叶为主。代表方如黄连解毒汤、凉膈散、普济消毒饮、仙方活命饮。

·黄连解毒汤·

(《外台秘要》)

【组成】黄连三两　黄芩　黄柏各二两　栀子擘，十四枚

【用法】上四味切，以水六升，煮取二升，分二服。

【功用】泻火解毒。

【主治】三焦实热火毒证。症见大热烦躁，口燥咽干，错语不眠；或热病吐

血、衄血；或热甚发斑，或身热下利，或湿热黄疸；或外科痈疡疔毒，小便黄赤，舌红苔黄，脉数有力。

【方解】

君	黄连	清泻心火，兼泻中焦之火
臣	黄芩	清肺腑之火
佐	黄柏	泻下焦之火
	栀子	清泻三焦之火，导热下行，引邪热从小便而出

【炮制品的合理选用】黄连 9g　黄芩 6g　黄柏 6g　栀子 9g

【注解】方中黄芩清肺腑之火，黄芩生用清热泻火力强，故宜选用黄芩。

方中黄连清泻心火，黄连生用苦寒之性较强，故宜选黄连。

方中栀子清泻三焦之火，栀子生用泻火利湿，凉血解毒作用最强，故宜选栀子生品。

· 凉膈散 ·

（《太平惠民和剂局方》）

【组成】川大黄　朴硝　甘草爁，各二十两　山栀子仁　薄荷去梗　黄芩各十两　连翘二斤半

【用法】上药为粗末，每服二钱，水一盏，入竹叶七片，蜜少许，煎至七分，去滓，食后温服。小儿可服半钱，更随岁数加减服之。得利下，住服。

【功用】泻火通便，清上泄下。

【主治】上中二焦火热证。症见烦躁口渴，面赤唇焦，胸膈烦热，口舌生疮，睡卧不宁，谵语狂妄，或咽痛吐衄，便秘溲赤，或大便不畅，舌红苔黄，脉滑数。

【方解】

君	连翘	清热解毒，透散上焦之热
	黄芩	清胸膈郁热
臣	山栀子仁（栀子）	通泻三焦，引火下行
	川大黄、朴硝（芒硝）	泻火通便，荡涤中焦燥热

续表

佐	薄荷	清头目，利咽喉
	竹叶	清上焦之热
使	甘草、蜂蜜	既能缓和芒硝、大黄峻泻之力，又能生津润燥，调和诸药

【炮制品的合理选用】连翘 25g　黄芩 6g　栀子 6g　大黄 12g　芒硝 12g冲服　薄荷 6g后下　竹叶 3g　甘草 12g

【注解】方中黄芩清胸膈郁热，宜选用清热泻火力强的生品。

方中栀子通泻三焦，引火下行，宜选用清热泻火力强的生品。

方中大黄泻火通便，荡涤中焦燥热，宜选用泻下攻积、清热泻火力强的生品。是否后下取决于热结程度。

方中甘草调和诸药，生津润燥，宜选用甘草生品。

· 普济消毒饮 ·

（《东垣试效方》）

【组成】黄芩酒炒　黄连酒炒，各五钱　陈皮去白　甘草生用　玄参　柴胡　桔梗各二钱　连翘　板蓝根　马勃　牛蒡子　薄荷各一钱　僵蚕　升麻各七分

【用法】上药为末，汤调，时时服之，或蜜拌为丸，噙化。

【功用】清热解毒，疏风散邪。

【主治】大头瘟。症见恶寒发热，头面红肿焮痛，目不能开，咽喉不利，舌燥口渴，舌红苔白兼黄，脉浮数有力。

【方解】

君	黄连、黄芩	清泄上焦之热毒
臣	牛蒡子、连翘、薄荷、僵蚕	辛凉宣泄，疏散上焦头面风热
佐	玄参、马勃、板蓝根、桔梗、甘草	清利咽喉，并增强清热解毒作用
	陈皮	理气而疏通壅滞，有利于肿毒消散
使	升麻、柴胡	升阳散火，疏散风热，协助诸药上达头面

【炮制品的合理选用】酒黄芩 15g　酒黄连 15g　炒牛蒡子 3g　薄荷 3g后下

连翘 3g 炒僵蚕 2g 陈皮 6g 甘草 6g 玄参 6g 柴胡 6g 桔梗 6g 板蓝根 3g 马勃 3g包煎 升麻 2g

【注解】方中黄芩、黄连清泄上焦之热毒,黄芩、黄连酒制后可引药上行,善清头目之火,故宜选用酒制品。

方中牛蒡子清利咽喉。牛蒡子炒制后可缓和寒滑之性,以免伤中,并且气味香,宣散作用更佳,长于解毒透疹、利咽散结、化痰止咳。故宜选用炒牛蒡子。

方中甘草清热解毒,甘草生用偏于清热解毒,故宜选用甘草。

方中升麻、柴胡升阳散火,疏散风热,协助诸药上达头面,为使药。升麻生用为解表药,主要以解表透疹、清热解毒之力胜;柴胡生品疏散退热,和解少阳,升举阳气。故宜选用柴胡、升麻。

· 仙方活命饮 ·

(《校注妇人良方》)

【组成】白芷六分 贝母 防风 赤芍药 当归尾 甘草 皂角刺炒 穿山甲炙 天花粉 乳香 没药各一钱 金银花 陈皮各三钱

【用法】用酒一大碗,煎五七沸服。

【功用】清热解毒,消肿溃坚,活血止痛。

【主治】阳证痈疡肿毒初起。症见红肿焮痛,或身热凛寒,苔薄白或黄,脉数有力。

【方解】

君	金银花	清热解毒
臣	当归尾、赤芍药、乳香、没药	活血散瘀,消肿止痛
	陈皮	理气疏壅
佐	贝母、天花粉	清热散结
	防风、白芷	疏散外邪,使热毒从外透解
	穿山甲、皂角刺	通行经络,透脓溃坚
使	甘草	清热解毒,和中调药

【炮制品的合理选用】金银花 9g 赤芍 6g 当归 6g 醋乳香 6g 醋没药

6g　陈皮 9g　白芷 3g　浙贝母 6g　防风 6g　皂角刺 6g　炮山甲 6g　天花粉 6g　甘草 6g

【注解】方中乳香、没药活血散瘀，消肿止痛，入汤剂内服，宜选用醋炙品。

方中贝母清热散结，宜选用浙贝母。

方中甘草清热解毒，和中调药，宜生用甘草。

方中山甲宜用炮山甲，有利于煎出有效成分。

第四节　清脏腑热剂

清脏腑热剂适用于邪热偏盛某一脏腑所产生的病证。本类方剂按所治脏腑火热证候不同，分别使用不同的清热药，如心经热盛，用黄连、栀子等清心火；肝胆热盛，用龙胆、夏枯草等清肝泻火。代表方如导赤散、龙胆泻肝汤、泻白散、清胃散、芍药汤、白头翁汤等。

· 导赤散 ·

（《小儿药证直诀》）

【组成】生地黄　木通　生甘草梢各等分

【用法】上药为末，每服三钱，水一盏，入竹叶同煎至五分，食后温服。

【功用】清心利水养阴。

【主治】

1. 心经火热证。症见心胸烦热，口渴面赤，意欲饮冷，以及口舌生疮。
2. 心热移于小肠证。症见小便赤涩刺痛，舌红，脉数。

【方解】

君	生地黄	凉血滋阴以制心火
	木通	上清心经之火，下导小肠之热
臣	竹叶（淡竹叶）	清心除烦，淡渗利窍，导心火下行
佐	生甘草梢	清热解毒，调和诸药

【炮制品的合理选用】地黄 6g　木通 6g　淡竹叶 3g　甘草 6g

【注解】方中地黄凉血滋阴，宜选用地黄。

方中甘草清热解毒，调和诸药，宜选用甘草。

· 龙胆泻肝汤 ·

(《医方集解》)

【组成】龙胆草酒炒　黄芩炒　栀子酒炒　泽泻　木通　当归酒炒　生地黄酒炒　柴胡　生甘草　车前子(原书无用量)

【用法】水煎服，亦可制成丸剂，每服 6~9g，日二次，温开水送下。

【功用】清泻肝胆实火，清利下焦湿热。

【主治】

1. 肝胆实火上炎证。症见头痛目赤，胁痛，口苦，耳聋，耳肿等，舌红苔黄，脉弦数有力。

2. 肝胆湿热下注证。症见阴肿，阴痒，阴汗，小便淋浊，或妇女带下黄臭等，舌红苔黄腻，脉弦数有力。

【方解】

君	龙胆草(龙胆)	既能泻肝胆实火，又能利肝胆湿热，泻火除湿
臣	黄芩、栀子	燥湿清热
佐	木通、车前子、泽泻	引导湿热从水道而出
	当归、生地黄	养血滋阴，使邪去而阴血不伤
	柴胡	疏畅肝胆之气，并能引诸药归于肝胆之经
使	生甘草	既可清热解毒，又可调和诸药

【炮制品的合理选用】酒龙胆 6g　酒黄芩 9g　栀子 9g　泽泻 12g　木通 6g　酒当归 3g　地黄 9g　醋柴胡 6g　盐车前子 9g[包煎]　甘草 6g

【注解】方中龙胆用于肝胆实火上炎证，酒炙后，升提药力，引药上行，用于肝胆实火所致头胀头疼。故宜选用酒龙胆。

方中黄芩清上焦湿热，宜选用酒制品，引药上行至头面部，另缓解其苦寒之性。故宜选用酒黄芩。

方中栀子燥湿清热。栀子生用泻火利湿、凉血解毒作用最强。宜选用栀子。

方中当归补血活血，酒炙引药入血，宜选用酒当归。

方中甘草既可清热解毒，又可调和诸药。甘草生用具有清热解毒功效，宜选用甘草。

· 左金丸 ·

（《丹溪心法》）

【组成】黄连六两　吴茱萸一两

【用法】上药为末，水丸或蒸饼为丸，白汤下五十丸。

【功用】清泻肝火，降逆止呕。

【主治】肝火犯胃证。症见胁肋疼痛，嘈杂吞酸，呕吐口苦，舌红苔黄，脉弦数。

【方解】

君	黄连	清泻肝火，清泻胃热，同清肝胃，标本兼顾
臣	吴茱萸	疏肝解郁，肝气条达，郁结得开
佐	吴茱萸	反佐以制黄连之寒
使	吴茱萸	可引领黄连入肝经

【炮制品的合理选用】黄连 9g　制吴茱萸 1.5g

【注解】方中黄连清泻肝火，清泻胃热，同清肝胃，标本兼顾，用其苦寒之性，清泻肝胃之火，故宜选用黄连。

方中吴茱萸性热，反佐以制黄连之寒，吴茱萸生品有小毒，长于祛寒燥湿，一般不内服，故宜选用制吴茱萸。

· 苇茎汤 ·

(《备急千金要方》)

【组成】苇茎锉,一升　薏苡仁半升　瓜瓣半升　桃仁去皮、尖、两仁者,五十枚

【用法】上四味,㕮咀,以水一斗,先煮苇令得五升,去滓,悉内诸药,煮取二升,分再服,当吐如脓。

【功用】清肺化痰,逐瘀排脓。

【主治】肺痈,热毒壅滞,痰瘀互结证。症见身有微热,咳嗽痰多,甚则咳吐腥臭脓血,胸中隐隐作痛,舌红苔黄腻,脉滑数。

【方解】

君	苇茎(芦根)	善清肺热,为肺痈必用之品
臣	瓜瓣(冬瓜子)	清热化痰,利湿排脓,能清上彻下,肃降肺气
	薏苡仁	上清肺热而排脓,下利肠胃而渗湿
佐	桃仁	活血逐瘀,可助消痈

【炮制品的合理选用】芦根 60g　炒冬瓜子 24g　薏苡仁 30g　桃仁 9g

【注解】方中苇茎善清肺热,为肺痈必用之品,现以芦根代之。

方中瓜瓣清热化痰,利湿排脓,现以冬瓜子代之,故宜选用炒冬瓜子。

方中薏苡仁上清肺热而排脓,下利肠胃而渗湿,生用性偏寒凉,长于利水渗湿、清热排脓、除痹。故宜选用薏苡仁。

· 泻白散 ·

(《小儿药证直诀》)

【组成】地骨皮　桑白皮炒,各一两　甘草炙,一钱

【用法】上药锉散,入粳米一撮,水二小盏,煎七分,食前服。

【功用】清泻肺热,平喘止咳。

【主治】肺热喘咳证。症见气喘咳嗽,皮肤蒸热,日晡尤甚,舌红苔黄,脉细数。

【方解】

君	桑白皮	清泻肺热,平喘止咳
臣	地骨皮	助君药清降肺中伏火
佐	甘草、粳米	养胃和中以扶肺气

【炮制品的合理选用】桑白皮 30g　地骨皮 30g　蜜甘草 3g　粳米 15g

【注解】方中桑白皮清泻肺热,平喘止咳,桑白皮生用甘,寒,泻肺平喘,以清肺热为主,故宜选用桑白皮。

方中甘草养胃和中,故宜选用蜜甘草。

· 清胃散 ·

(《脾胃论》)

【组成】生地黄　当归身各三分　牡丹皮半钱　黄连六分,夏月倍之　升麻一钱

【用法】上药为细末,都作一服,水一盏半,煎至七分,去滓,放冷服之。

【功用】清胃凉血。

【主治】胃火牙痛。症见牙痛牵引头疼,面颊发热,齿喜冷恶热,或牙宣出血,或牙龈红肿溃烂,或唇舌腮颊肿痛;口气热臭,口干舌燥,舌红苔黄,脉滑数。

【方解】

君	黄连	清胃腑之热
	升麻	清热解毒,以治胃火牙痛;升散透发,可宣达郁遏之伏火
臣	生地黄	凉血滋阴
	牡丹皮	凉血清热
佐	当归身	养血活血,合地黄滋阴养血,合牡丹皮消肿止痛
使	升麻	升散透发,兼以引经为使

【炮制品的合理选用】黄连 9g　升麻 6g　地黄 6g　牡丹皮 6g　当归 6g

【注解】方中黄连清胃腑之热,黄连生品清热燥湿,泻火解毒,故宜选用黄连。

方中升麻清热解毒，以治胃火牙痛；升散透发，可宣达郁遏之伏火，升麻生品升散作用较强，以解表透疹、清热解毒之力胜，故宜选用升麻。

方中地黄凉血滋阴，地黄具有清热凉血、养阴、生津的功效，故宜选用地黄。

方中当归养血活血，当归生品补血活血，调经止痛，润肠通便；酒当归活血通络，散寒。本方剂功效清胃凉血，主治胃火牙痛，故宜选用当归。

·玉女煎·

（《景岳全书》）

【组成】石膏三至五钱　熟地三至五钱或一两　麦冬二钱　知母　牛膝各一钱半

【用法】上药用水一盅半，煎七分，温服或冷服。

【功用】清胃热，滋肾阴。

【主治】胃热阴虚证。症见头痛，牙痛，齿松牙衄，烦热干渴，舌红苔黄而干。亦治消渴，消谷善饥等。

【方解】

君	石膏	辛甘大寒，清阳明有余之火而不损阴
臣	熟地（熟地黄）	甘而微温，以滋肾水之不足
佐	知母	滋阴降火
	麦冬	助熟地黄滋肾，而润胃燥，且可清心除烦
使	牛膝	导热引血下行，且补肾水

【炮制品的合理选用】石膏 15g先煎　熟地黄 15g　盐知母 5g　麦冬 6g　牛膝 5g

【方解】方中石膏辛、甘，大寒，清阳明有余之火而不损阴，石膏生用清热泻火，除烦止渴，故宜选用石膏。

方中地黄滋肾水之不足。熟地黄味甘，而性由寒转为温，功能由清转补，以滋阴补血、益精填髓为主。故宜选用熟地黄。

方中知母滋阴降火，本方剂功效为清胃热，滋肾阴，盐知母可增强滋肾阴降火的作用，故宜选用盐知母。

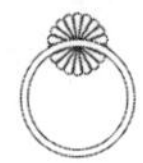

方中牛膝导热引血下行，且补肾水。牛膝生用长于活血祛瘀，且为引经药，引药下行，故宜选用牛膝。

·芍药汤·

（《素问病机气宜保命集》）

【组成】芍药一两　当归半两　黄连半两　槟榔　木香　甘草炒，各二钱　大黄三钱　黄芩半两　官桂二钱半

【用法】上药㕮咀，每服半两，水二盏，煎至一盏，食后温服。

【功用】清热燥湿，调气和血。

【主治】湿热痢疾。症见腹痛，便脓血，赤白相兼，里急后重，肛门灼热，小便短赤，舌苔黄腻，脉弦数。

【方解】

君	黄连、黄芩	清热燥湿，而解肠中湿热毒邪，以除致病之因
臣	芍药（白芍）	养血和营，缓急止痛
	当归	养血活血
	木香	实肠止泻
	槟榔	消积导滞
佐	大黄	苦寒沉降，泄热祛积逐瘀，既可助黄芩、黄连清热燥湿，又可增当归、白芍活血行气之效
	官桂（肉桂）	既助当归、白芍行血和营，又制黄芩、黄连苦寒之性
使	甘草	益气和中，调和诸药

【炮制品的合理选用】黄连 15g　黄芩 15g　白芍 30g　当归 15g　煨木香 6g　炒槟榔 6g　大黄 9g后下　肉桂 5g　蜜甘草 6g

【注解】方中黄连黄芩清热燥湿，而解肠中湿热毒邪，以除致病之因，故宜选用黄连黄芩生品，其清热解毒作用强。

方中木香实肠止泻，木香煨制后除去了部分油脂，实肠止泻作用增强，故宜选用煨木香。

方中大黄苦寒沉降，泄热祛积逐瘀，大黄生用泻下攻积，清热泻火，凉血解毒，利湿退黄，故宜选用大黄。

方中槟榔功擅消积导滞，槟榔炒制后以免耗气伤正，并能减少服后恶心、腹泻、腹痛的副作用，故宜选用炒槟榔。

· 白头翁汤 ·

（《伤寒论》）

【组成】白头翁二两　黄柏三两　黄连三两　秦皮三两

【用法】上药四味，以水七升，煮取二升，去滓，温服一升，不愈再服一升。

【功用】清热解毒，凉血止痢。

【主治】热毒痢疾。症见腹痛，里急后重，肛门灼热，下痢脓血，赤多白少，渴欲饮水，舌红苔黄，脉弦数。

【方解】

君	白头翁	清热解毒，凉血止痢
臣	黄连	苦寒，泻火解毒，燥湿厚肠，为治痢要药
	黄柏	清下焦湿热
佐	秦皮	苦涩而寒，清热解毒而兼以收涩止痢

【炮制品的合理选用】白头翁 6g　黄连 9g　黄柏 9g　秦皮 9g

【注解】方中黄连泻火解毒，燥湿厚肠，黄连生用清热燥湿，泻火解毒，故宜选用黄连。

方中黄柏清下焦湿热，黄柏生用泻火除蒸，解毒疗疮，清热燥湿，故宜选用黄柏。

第五节　清虚热剂

清虚热剂适用于热病后期，热留阴分，阴液已伤证，症见暮热早凉，舌红少苔等。常以滋阴清热的鳖甲、知母、地黄与清透伏热的青蒿、秦艽、银柴胡等配

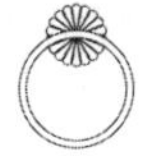

合成方。代表方剂如青蒿鳖甲汤、清骨散、当归六黄汤等。

· 青蒿鳖甲汤 ·

（《温病条辨》）

【组成】青蒿二钱　鳖甲五钱　细生地四钱　知母二钱　丹皮三钱

【用法】上药以水五杯，煮取二杯，日再服。

【功用】养阴透热。

【主治】温病后期，邪伏阴分证。症见夜热早凉，热退无汗，舌红苔少，脉细数。

【方解】

君	鳖甲	咸寒，直入阴分，滋阴退热，入络搜邪
	青蒿	苦辛而寒，其气芳香，清中有透散之力，清热透络，引邪外出
臣	细生地（地黄）	甘凉，滋阴凉血
	知母	苦寒质润，滋阴降火
佐	丹皮（牡丹皮）	泻血中伏火，以助青蒿清透阴分伏热

【炮制品的合理选用】青蒿 6g后下　醋鳖甲 15g先煎　地黄 12g　盐知母 6g　牡丹皮 9g

【注解】方中鳖甲滋阴退热，入络搜邪，宜选用醋鳖甲，有利于有效成分的煎出。

方中青蒿清热透络，引邪外出，其气芳香，清中有透散之力，故宜后下。

方中地黄甘凉，滋阴凉血，故宜选用地黄。

方中知母滋阴降火，本方剂功效为养阴透热，主治温病后期，邪伏阴分证，盐知母可增强知母滋阴降火的作用，且专于入肾，善于引药下行，善清虚热，故宜选用盐知母。

· 清骨散 ·

(《证治准绳》)

【组成】银柴胡一钱五分 胡黄连 秦艽 鳖甲醋炙 地骨皮 青蒿 知母各一钱 甘草五分

【用法】水二盅,煎八分,食远服。

【功用】清虚热,退骨蒸。

【主治】肝肾阴虚,虚火内扰证。症见骨蒸潮热,或低热日久不退,形体消瘦,唇红颧赤,困倦盗汗,或口渴心烦,舌红少苔,脉细数等。

【方解】

君	银柴胡	直入阴分而清热凉血,善退虚劳骨蒸之热而无苦燥之弊
臣	知母	降火滋阴以退虚热
	胡黄连	入血分而清虚热
	地骨皮	凉血而退有汗之骨蒸
佐	秦艽、青蒿	皆辛散透热之品,清虚热并透伏热使从外解
	鳖甲	滋阴潜阳,又引药入阴分,为治虚热之常用药
使	甘草	清热,又调和诸药

【炮制品的合理选用】银柴胡 4.5g 盐知母 3g 胡黄连 3g 地骨皮 3g 秦艽 3g 醋鳖甲 3g先煎 青蒿 3g后下 甘草 1.5g

【注解】方中知母降火滋阴以退虚热,盐知母可增强知母滋阴降火的作用,且专于入肾,善于引药下行,善清虚热,故宜选用盐知母。

方中甘草既清热,又调和诸药,故宜选用甘草。

· 当归六黄汤 ·

(《兰室秘藏》)

【组成】当归 生地黄 黄芩 黄柏 黄连 熟地黄各等分 黄芪加一倍

【用法】上药为粗末,每服五钱,水二盏,煎至一盏,食前服,小儿减半服之。

【功用】滋阴泻火，固表止汗。

【主治】阴虚火旺盗汗。症见发热盗汗，面赤心烦，口干唇燥，大便干结，小便黄赤，舌红苔黄，脉数。

【方解】

君	当归、生地黄、熟地黄	入肝肾而滋阴养血，阴血充则水能制火
臣	黄连	清心泻火
	黄芩、黄柏	泻火以除烦，清热以坚阴
佐	黄芪	益气补中，升阳实卫以固表

【炮制品的合理选用】当归 6g　地黄 6g　熟地黄 6g　黄连 6g　黄芩 6g　盐黄柏 6g　蜜黄芪 12g

【注解】方中地黄配伍当归、熟地黄入肝肾而滋阴养血，阴血充则水能制火。地黄以清热凉血、养阴生津为主，其清热凉血作用不及鲜地黄，养阴作用强于鲜地黄。故宜选用地黄。

方中黄连清心泻火。黄连生用苦寒之性较强，长于泻火燥湿、解热毒，故宜选用黄连。

方中黄芩配合黄柏，泻火以除烦。黄芩生用性味苦寒，清热泻火力强，故宜选用黄芩。

方中黄柏泻火以除烦，清热以坚阴，本方剂滋阴泻火，固表止汗，主治阴虚火旺盗汗，盐黄柏可缓和苦燥之性，引药入肾，增强滋肾阴、泻相火、退虚热的作用，故宜选用盐黄柏。

方中黄芪益气补中，升阳实卫以固表，蜜炙黄芪善于益气补中，故宜选用蜜黄芪。

第五章

祛暑剂

以祛暑药为主，具有祛除暑邪、清热化湿的作用，主治各种暑病的方剂，统称为祛暑剂。属于"八法"中的清法。

暑邪致病有显著的季节特征，以火热为其阳性症候，多见身热、面赤、小便短赤、舌红、脉数等症；暑邪高温致人腠理开泄、汗出较多，伤津耗气，易见气短乏力、心烦口渴等症；夏季高温多雨，暑病多挟湿，兼见体倦困重、胸闷、腹痛泄泻、小便不利，舌苔白腻等症；夏季贪凉多用空调冷气，形成内外高热与寒冷博弈，寒邪易外袭肌表腠理，常见恶寒发热、头疼身痛、无汗脉浮等症。祛暑剂以祛暑解表、清热利湿、益气和中、养阴生津为组方原则，组方药物以祛暑利湿为主，如白扁豆、荷叶、香薷等，代表方剂有清络饮、香薷散、新加香薷散、清暑益气汤等。

· 清络饮 ·

（《温病条辨》）

【组成】鲜荷叶边二钱　鲜银花二钱　西瓜翠衣二钱　鲜扁豆花一枝　丝瓜皮二钱　鲜竹叶心二钱

【用法】以水二杯，煮取一杯，日二服。

【功用】祛暑清热。

【主治】暑湿伤肺，邪在气分证。症见身热口渴不甚，头目不清，昏眩微胀，舌淡红，苔薄白。

【方解】

君	鲜银花(金银花)、鲜扁豆花(白扁豆花)	善轻宣解暑,轻清走上,专清肺络之暑热,有芳香祛暑化湿的作用
臣	西瓜翠衣	功善清暑除烦,解渴利尿
	丝瓜皮	清暑通络
佐	鲜荷叶边	清暑利湿,化湿醒脾
	鲜竹叶心	清热除烦,利尿,引暑热下行

【炮制品的合理选用】鲜荷叶 3g　鲜金银花 6g　西瓜衣 6g　鲜白扁豆花 6g　丝瓜皮 6g　鲜竹叶 6g

【注解】方中金银花、白扁豆花取其功善轻宣解暑,轻清走上,故宜选用鲜品,鲜金银花、鲜白扁豆花。

方中荷叶取其清暑利湿之效,故宜选用鲜品,鲜荷叶。

方中竹叶取其清热除烦、利尿、引暑热下行,故宜选用鲜品,鲜竹叶。

· 香薷散 ·

(《太平惠民和剂局方》)

【组成】香薷去土,一斤　白扁豆微炒　厚朴去粗皮,姜汁炙熟,各半斤

【用法】上为粗末,每服三钱,水一盏,入酒一分,煎七分,去滓,水中沉冷。连吃二服,随病不拘时。

【功用】发散表寒,祛湿和中。

【主治】夏季外感风寒、内伤暑湿证。症见恶寒发热,头痛,无汗,胸脘痞闷,腹痛吐泻,舌苔白腻,脉浮。

【方解】

君	香薷	发散风寒,化湿和中
臣	厚朴	燥湿行气,和中止呕
佐	白扁豆	健脾止泻,化湿消暑

【炮制品的合理选用】香薷 10g 姜厚朴 5g 炒白扁豆 5g

【注解】方中厚朴燥湿行气,和中止呕,姜炙后可减轻对咽喉的刺激性,并能增强宽中和胃的功效,故宜选用姜厚朴。

方中白扁豆健脾止泻,化湿消暑。白扁豆炒制后偏于健脾化湿,故宜选用炒白扁豆。

· 新加香薷饮 ·

(《太平惠民和剂局方》)

【组成】香薷二钱 银花三钱 鲜扁豆花三钱 厚朴二钱 连翘二钱

【用法】水五杯,煮取二杯,先服一杯,得汗,止后服;不汗再服,服尽不汗,更作服。

【功用】清热解表,祛暑化湿。

【主治】暑热内蕴,复感外寒证。症见发热头痛,微恶寒无汗,口渴面赤,胸脘痞闷,舌苔白腻,脉浮数。

【方解】

君	香薷	辛温芳香,发汗解表,化湿和中,解表寒,祛里湿
臣	银花(金银花)、连翘、鲜扁豆花(白扁豆花)	辛凉透散,轻清外宣,清热化湿作用增强
佐	厚朴	辛温,行气燥湿,可宽胸利气,祛腻苔

【炮制品的合理选用】香薷 6g 金银花 9g 鲜白扁豆花 9g 连翘 6g 姜厚朴 6g

【注解】方中厚朴燥湿行气,和中止呕,姜炙后可减轻对咽喉的刺激性,并能增强宽中和胃的功效,故宜选用姜厚朴。

· 清暑益气汤 ·

（《温热经纬》）

【组成】西洋参　石斛　麦冬　黄连　竹叶　荷梗　知母　甘草　粳米　西瓜翠衣(原书未著用量)

【用法】水煎服。

【功用】清暑益气，养阴生津。

【主治】暑热气津两伤证。症见身热汗多，口渴心烦，小便短赤，体倦少气，精神不振，脉虚数。

【方解】

君	西瓜翠衣	清热解暑，生津止渴
	西洋参	益气生津，养阴清热
臣	荷梗	助西瓜翠衣解暑清热，理气化湿
	石斛、麦冬	助西洋参清热养阴生津
佐	黄连、知母	苦寒泻火，一燥一润，燥湿而不伤阴，助祛暑以滋阴
	竹叶(淡竹叶)	清心除烦
使	甘草、粳米	益胃和中

【炮制品的合理选用】西洋参 5g[另煎]　西瓜翠衣 30g　荷梗 15g　石斛 15g[另煎]　麦冬 9g　黄连 3g　知母 6g　淡竹叶 6g　粳米 15g　甘草 3g

【注解】方中黄连清热泻火，黄连生用苦寒之性较强，长于泻火燥湿、解热毒，故宜选用黄连。

方中甘草益胃和中，本方剂清热养阴，益气生津，故宜选用甘草。

方中知母与黄连配伍，苦寒泻火，一燥一润，燥湿而不伤阴，助祛暑以滋阴。知母生用清热泻火，生津润燥，泻肺、胃之火，故宜选用知母。

第六章

温里剂

以温里药为主，具有温里助阳、通脉散寒等作用，主治各种里寒证的方剂，称为温里剂。属于“八法”中的“温法”。

里寒证是指因素体阳虚寒从内生，或外寒直入脏腑，或表寒入里，或过食寒凉，损伤阳气所致的寒邪在里之病证。治疗时遵循“寒则热之、温之、散之”的原则。因里寒证病在脏腑、经络的不同和轻重缓急的差异，温里剂相应地分为温中祛寒剂、回阳救逆剂、温经散寒剂三类。

第一节　温中祛寒剂

温中祛寒剂适用于中焦里寒证。脾胃属于中焦，主运化而司升降，若脾胃虚寒，则主要症状为肢体倦怠，脘腹胀痛，食欲不振，恶心吐泻，四肢不温，口淡不渴，或吞酸吐涎，舌淡苔白滑，脉沉细或沉迟。组方药物以温里药为主，配伍益气健脾药，常用药物有干姜、吴茱萸、蜀椒、饴糖、人参、白术、甘草等。代表方如理中丸、小建中汤、吴茱萸汤等。

· 理中丸 ·

（《伤寒论》）

【组成】人参　干姜　甘草炙　白术各三两

【用法】上四味，捣筛，蜜和为丸，如鸡子黄许大。以沸汤数合，和一丸，研碎，温服之。日三四服，夜二服。腹中未热，益至三四丸，然不及汤。汤法：以四物依两数切，用水八升，煮取三升，去滓，温服一升，日三服。服汤后，如食顷，饮热粥一升许，微自温，勿发揭衣被。

【功用】温中祛寒，补气健脾。

【主治】

1. 脾胃虚寒证。症见食少便溏，脘痞呕吐，腹痛喜温喜按，畏寒肢冷，口不渴，舌质淡苔白润，脉沉迟无力。

2. 阳虚失血证。症见吐血、衄血、便血、崩漏等失血，血色暗淡，面色㿠白，气短乏力，脉沉细或虚大无力。

3. 脾胃虚寒所致的胸痹；或病后涎唾，或小儿慢惊手足抽搐等。

【方解】

君	干姜	大辛大热，温脾阳，祛寒湿，取其温中散寒、扶阳抑阴之效
臣	人参	益气健脾，协同君药以温中健脾
佐	白术	甘温苦燥，能辅助君臣祛除脾虚之湿浊
使	甘草	甘温益气，调中和胃，既可助人参、白术补中扶正，又可缓急止痛、调和药性

【炮制品的合理选用】干姜 9g　红参 9g另煎　麸炒白术 9g　蜜甘草 9g

【注解】方中人参益气健脾，协同君药以温中健脾，红参经蒸制后，味甘而厚，性偏温，具有大补元气、复脉固脱、益气摄血的功效，故宜选用红参。

方中甘草调中和胃，缓急止痛、调和药性，蜜甘草以补脾和胃、益气复脉力胜，故宜选用蜜甘草。

· 小建中汤 ·

（《伤寒论》）

【组成】桂枝去皮，三两　甘草炙，二两　大枣擘，十二枚　芍药六两　生姜切，三两　胶饴一升

【用法】上六味，以水七升，煮取三升，去滓，内饴，更上微火消解。温服一升，日三服。

【功用】温中补虚，和里缓急。

【主治】中焦虚寒，阴阳失调，肝脾不和证。症见脘腹拘急疼痛，时轻时重，喜温喜按；神疲乏力，少气懒言；或心悸虚烦，面色无华，兼见四肢酸楚、手足烦热，口干咽燥等，舌淡苔白，脉细弦。

【方解】

君	胶饴(饴糖)	甘温质润,温补中焦,缓急止痛
臣	桂枝	温阳祛寒,温中化阳
	芍药(白芍)	酸甘养阴,柔肝止痛
佐	生姜	温胃散寒
	大枣	补益脾气,合力助调阴阳、和营卫
	甘草	益气和中
使	甘草	调和诸药

【炮制品的合理选用】饴糖 30g烊化　桂枝 9g　酒白芍 18g　大枣 6 枚　生姜 9g　蜜甘草 6g

【注解】方中甘草益气和中,调和诸药,蜜甘草以补脾和胃、益气复脉力胜,故宜选用蜜甘草。

方中白芍酸甘养阴,柔肝止痛,酒白芍降低酸寒之性,善于和中缓急、止痛,故宜选用酒白芍。

方中生姜温胃散寒。生姜属于辛温解表药,具有散寒解表、温中止呕的功效,故宜选用生姜。

·大建中汤·

(《金匮要略》)

【组成】蜀椒炒去汗,二合　干姜四两　人参二两

【用法】上三味,以水四升,煮取二升,去滓,内胶饴,微火煮取一升半,分温再服。如一炊顷,可饮粥二升,后更服,当一日食糜,温覆之。

【功用】温中补虚,缓急止痛。

【主治】中阳虚衰,阴寒内盛之脘腹剧痛证。症见胸脘及腹中寒痛剧烈,呕吐不能饮食,腹中痛无定处,隆起块状物上下走窜,不可触及,四肢厥冷,舌质淡,苔白滑,脉沉伏而迟。

【方解】

君	蜀椒(花椒)	味辛性热,温脾胃,助肾阳,散寒止痛
臣	干姜	辛温,暖脾胃,助花椒散寒之力
	饴糖	甘润可温中补虚,缓急止痛,助花椒止痛之功
佐	人参	补气健脾,合饴糖补中州之阳,中气足则痛自消

【炮制品的合理选用】花椒 6g　干姜 12g　饴糖 30g烊化　红参 6g另煎

【注解】方中人参益气健脾,协同君药以温中健脾,红参经蒸制后,味甘而厚,性偏温,具有大补元气、复脉固脱、益气摄血的功效,故宜选用红参。红参应另煎。

· 吴茱萸汤 ·

(《伤寒论》)

【组成】吴茱萸洗,一升　人参三两　生姜切,六两　大枣擘,十二枚

【用法】上四味,以水七升,煮取二升,去滓。温服七合,日三服。

【功用】温中补虚,降逆止呕。

【主治】肝胃虚寒,浊阴上逆证。症见食后欲呕,吞酸嘈杂,或干呕,或吐清涎冷沫,胸满脘痛,颠顶头痛,畏寒肢凉,甚则伴手足厥冷,大便溏泄,烦躁不宁,舌淡,苔白滑,脉沉弦或迟。

【方解】

君	吴茱萸	温胃暖肝以祛寒,和胃降逆以止呕
臣	生姜	温胃散寒,降逆止呕,助吴茱萸温降之力
佐	人参	甘温,益气健脾
	大枣	助人参补气和中,合生姜调理脾胃

【炮制品的合理选用】制吴茱萸 9g　生姜 18g　红参 9g另煎　大枣 12 枚

【注解】方中吴茱萸温胃暖肝以祛寒,和胃降逆以止呕。吴茱萸有小毒,盐制后毒性降低,且引药入肾,多用于疝气疼痛,故宜选用制吴茱萸。

方中人参益气健脾,红参经蒸制后,味甘而厚,性偏温,具有大补元气、复脉固脱、益气摄血的功效,故宜选用红参。红参应另煎。

第二节 回阳救逆剂

回阳救逆剂适用于心肾阳衰、阴寒内盛,甚至阴盛格阳或戴阳之证。主要症状为四肢厥逆,恶寒蜷卧,神衰欲寐,面色苍白,腹痛下利,呕吐不渴,甚或冷汗淋漓,舌苔白滑,脉微细、沉或无脉等。组方药物以大辛大热的温热药为主,如附子、干姜、肉桂等,或配以益气健脾的补气药,如人参、白术、甘草等。代表方有四逆汤、回阳救急汤等。

· 四逆汤 ·

(《伤寒论》)

【组成】甘草炙,二两 干姜一两半 附子生用,去皮,破八片,一枚

【用法】上三味,以水三升,煮取一升二合,去滓,分温再服。强人可用大附子一枚,干姜三两。

【功用】回阳救逆。

【主治】心肾阳衰寒厥证。症见四肢厥逆,恶寒蜷卧,神衰欲寐,面色苍白,腹痛下利,呕吐不渴,舌苔白滑,脉微细。

【方解】

君	附子	大辛大热,温阳逐寒,温壮心肾之阳,回阳破阴救逆
臣	干姜	温中散寒,温阳通脉,助附子温里回阳
佐	甘草	助君臣药温阳补气,防其破阴回阳过散之弊
使	甘草	调和诸药

【炮制品的合理选用】附片 10g先煎 干姜 9g 蜜甘草 12g

【注解】方中附子大辛大热,温阳逐寒,温壮心肾之阳,回阳破阴救逆。方中附子温壮脾阳以散寒凝,属于回阳救逆,补火助阳之效,故宜选用黑顺片、白

附片。

方中甘草既助君臣药温阳补气，又防其破阴回阳过散之弊，还调和诸药，故宜选用蜜甘草。

方中干姜温中散寒，温阳通脉。干姜和炮姜属于温里药，干姜温中、回阳和化饮作用较强，故宜选用干姜。

· 回阳救急汤 ·

（《伤寒六书》）

【组成】熟附子　干姜　肉桂　人参　白术炒　茯苓　陈皮　甘草炙　五味子　半夏制（原书未著用量）

【用法】水二盅，姜三片，煎之，临服入麝香三厘调服。中病以手足温和即止，不得多服。

【功用】回阳救逆，益气生脉。

【主治】寒邪直中三阴，真阳衰微证。症见四肢厥冷，神衰欲寐，恶寒蜷卧，腹痛战栗，或唇甲青紫，或吐涎沫，吐泻而口不渴，舌淡苔白，脉沉微，甚或无脉。

【方解】

君	熟附子、干姜、肉桂	温壮元阳，祛寒通脉
臣	半夏	燥湿化痰，降逆止呕，能除阳虚水湿不化所生的痰饮
	白术	益气健脾
	陈皮	既可调理气机以除胸脘痞闷，又能止呕以降胃气，还能燥湿化痰以消湿聚之痰
	茯苓	利水渗湿，利湿而不伤正气
	甘草	补中气，和诸药
佐	人参	助附子，可益气回阳固脱
	五味子	补心，益气复脉
	麝香	辛香走窜，通行十二经脉
使	甘草	调和诸药

【炮制品的合理选用】附片9g先煎 干姜6g 肉桂3g研末、冲服 姜半夏9g 蜜甘草6g 麸炒白术9g 陈皮6g 茯苓9g 人参6g另煎 醋五味子3g 麝香0.1g冲服 生姜3片

【注解】方中熟附子温壮脾阳以散寒凝，属于回阳救逆、补火助阳之效，故宜选用黑顺片、白附片。

方中半夏燥湿化痰，降逆止呕，能除阳虚水湿不化所生的痰饮，姜半夏温中化痰，降逆止呕，故宜选用姜半夏。

方中白术益气健脾，麸炒白术借麸入中，增强健脾作用，故宜选用麸炒白术。

方中五味子补心、益气复脉，五味子生用收敛固涩，益气生津，补肾宁心，五味子宜用醋制品增强其收敛作用，可防麝香辛散太过。

方中甘草既补中气，又调和诸药，故宜选用蜜甘草。

第三节 温经散寒剂

温经散寒剂适用于素体阳虚，营血不足，寒凝湿滞，痹阻于肌肉、筋骨、血脉的寒厥、阴疽证。主要症状为手足厥寒，指趾至腕踝不温，腰、股、腿、足、肩、臂疼痛。局部肿势弥漫、肤色不变，酸痛无热之阴疽。口不渴，舌淡苔白，脉沉细而欲绝等，均为血虚寒厥之象。组方药物以大辛大热的温经散寒药为主，如桂枝、细辛、肉桂等，配以养血补阴药，如当归、白芍、熟地黄、鹿角胶等。代表方有当归四逆汤、阳和汤等。

·当归四逆汤·

（《伤寒论》）

【组成】当归三两 桂枝去皮，三两 芍药三两 细辛三两 甘草炙，二两 通草二两 大枣擘，二十五枚

【用法】上七味，以水八升，煮取三升，去滓。温服一升，日三服。

【功用】温经散寒，养血通脉。

【主治】血虚寒厥证。症见手足厥寒，或腰、股、腿、足、肩、臂疼痛，口不渴，舌淡苔白，脉沉细或沉细欲绝。

【方解】

君	当归	补血活血，补虚通脉
	桂枝	温补元阳，散寒通脉
臣	细辛	温经散寒，助桂枝温通血脉
	芍药(白芍)	养血和营，助当归补益营血
佐	通草	通利经脉促血行
	大枣	助当归、芍药补营血，防桂枝、细辛燥烈伤及阴血
	甘草	养血补虚，益气健脾
使	甘草	调和药性

【炮制品的合理选用】当归 9g　桂枝 9g　白芍 9g　细辛 3g　蜜甘草 6g　通草 6g　大枣 25 枚

【注解】方中甘草养血补虚，益气健脾，调和药性，故宜选用蜜甘草。

·阳和汤·

(《外科证治全生集》)

【组成】熟地黄一两　麻黄五分　鹿角胶三钱　白芥子炒研，二钱　肉桂去皮，研粉，一钱　生甘草一钱　炮姜炭五分

【用法】水煎服。

【功用】温阳补血，散寒通滞。

【主治】阴疽。症见贴骨疽、脱疽、流注、痰核、鹤膝风等，患处漫肿无头，皮色不变，酸痛无热，口中不渴，舌淡苔白，脉沉细或迟细。

【方解】

君	熟地黄	温补营血，填精补髓
	鹿角胶	温肾阳，益精血

续表

臣	肉桂、炮姜炭	性辛,热,入血分,温阳散寒,温通血脉
佐	白芥子	增强温化寒痰之效,通络散结
	麻黄	消皮里膜外之痰
使	生甘草	解毒和中,调和药性

【炮制品的合理选用】熟地黄 30g　鹿角胶 9g[烊化]　肉桂 3g　炮姜 2g　炒芥子 6g　麻黄 2g　甘草 3g

【注解】方中芥子温化寒痰,通络散结,芥子经炒制药性稍缓,有利于煎出有效成分,故宜选用炒芥子。

方中麻黄消皮里膜外之痰,既用其发散之性,又用其化痰之性,故宜选用麻黄。

方中甘草解毒和中,调和药性,故宜选用甘草。

方中炮姜温阳散寒,温通血脉。干姜和炮姜属于温里药,干姜温中、回阳和化饮作用较强;炮姜温经、止痛作用较强,多用于妇科。炮姜温里作用不及干姜迅速,但作于缓和而持久,温经止痛作用独有,故宜选用炮姜。

第七章 表里双解剂

凡以解表药配伍清热药，或温里药，或泻下药等为主，具有表里同治、内外分解等作用，用以治疗表里同病的方剂，统称表里双解剂。

表里同病是指表证未解，而又见里证，或原有宿疾，又感新邪，出现表证与里证同时并见的证候。主要见于表证兼里热、表证兼里寒、表证兼里实及表证兼里虚四种类型。本章方剂主要介绍解表攻里剂、解表清里剂和解表温里剂三类方剂。

第一节 解表攻里剂

解表攻里剂适用于外有表邪，内有里实之证。症见恶寒发热、腹满、便秘、舌红苔黄等，常以解表药与泻下药共同组方。代表方剂如大柴胡汤、防风通圣散等。

· 大柴胡汤 ·

（《金匮要略》）

【组成】柴胡半斤　黄芩三两　芍药三两　半夏洗，半升　枳实炙，四枚　大黄二两　大枣擘，十二枚　生姜切，五两

【用法】上八味，以水一斗二升，煮取六升，去渣，再煎。温服一升，日三服。

【功用】和解少阳，内泄热结。

【主治】少阳阳明合病。症见往来寒热，胸胁苦满，呕不止，郁郁微烦，心下

痞硬,或心下满痛,大便不解或协热下利,舌苔黄,脉弦数有力。

【方解】

君	柴胡	和解少阳
臣	黄芩	清热泻火
	大黄、枳实	以内泻阳明热结,行气消痞
佐	芍药(白芍)	柔肝缓急止痛,与大黄相配可治腹中实痛,与麸炒枳实相伍可以理气和血
	半夏	和胃降逆,配伍大量生姜,以治呕逆不止
使	大枣、生姜	和营卫而行津液,并调和脾胃

【炮制品的合理选用】柴胡 24g 黄芩 9g 麸炒枳实 9g 大黄 6g 白芍 9g 姜半夏 9g 大枣 12 枚 生姜 15g

【注解】方中柴胡和解少阳。柴胡生用升散作用较强,并具有和解少阳和升举阳气作用,多用于解表剂和和解剂。故宜选用柴胡。

方中黄芩清热泻火。黄芩生用性味苦寒,清热泻火力强。故宜选用黄芩。

方中枳实行气消痞。枳实生用作用较为峻烈,长于破气消痰,麸炒枳实缓和烈性,长于消积化痞。故宜选用麸炒枳实。

方中大黄泻阳明热结。大黄生用泻下攻积力量作用最强。故宜选用大黄。

方中半夏和胃降逆。姜半夏善于止呕,以温中化痰、降逆止呕为主,用于痰饮呕吐,胃脘痞满。故宜选用姜半夏。

· 防风通圣散 ·

(《黄帝素问宣明论方》)

【组成】防风 川芎 当归 芍药 大黄 薄荷叶 麻黄 连翘 芒硝各半两 石膏 黄芩 桔梗各一两 滑石三两 甘草二两 荆芥 白术 栀子各一分

【用法】上为末,每服二钱,水一大盏,生姜三片,煎至六分,温服。

【功用】疏风解表，泄热通便。

【主治】外感风邪，内有蕴热，表里皆实之证。症见憎寒壮热，头目昏眩，目赤睛痛，口苦而干，咽喉不利，胸膈痞闷，咳呕喘满，涕唾稠黏，大便秘结，小便赤涩，舌苔黄腻，脉数有力。并可用治疮疡肿毒，肠风痔漏，鼻赤，瘾疹等。

【方解】

君	麻黄、防风、荆芥、薄荷	疏散在表之风邪，使表邪从汗而解
臣	大黄、芒硝	荡涤在里之实热
佐	连翘、桔梗	清宣上焦，解毒利咽
	黄芩、石膏	清泄肺胃之热
	栀子、滑石（滑石粉）	清利湿热，引热自小便而出
	川芎、当归、芍药（白芍）	和血祛风，防火热之邪灼伤气血
	白术	健脾益气，防汗下伤正
使	甘草、生姜	调和诸药

【炮制品的合理选用】防风 6g　薄荷 6g后下　麻黄 6g　荆芥 3g　大黄 6g后下　芒硝 6g冲服　连翘 6g　桔梗 12g　石膏 12g先煎　黄芩 12g　栀子 3g　滑石粉 20g包煎　当归 6g　川芎 6g　白芍 6g　麸炒白术 3g　甘草 10g　生姜 3片

【注解】方中麻黄疏散在表之风邪，麻黄生用发汗散寒作用力强，故宜选用麻黄。

方中薄荷有效成分具有挥发性，故宜后下。

方中大黄、芒硝荡涤在里之实热，大黄生用泻下攻积，清热泻火，凉血解毒，故宜选用大黄。视大便秘结情况，选择是否后下。

方中黄芩、石膏清泄肺胃之热，宜选用其生品。

方中白术健脾益气，防汗下伤正，麸炒白术缓和燥性，借麸入中，增强健脾作用，故宜选用麸炒白术。

第二节　解表清里剂

解表清里剂适用于表邪未解，里热炽盛之证。症见恶寒发热，烦热口渴，或热痢，气喘，苔黄，脉数等。常以解表药与清热药共同组方。代表方剂如葛根黄芩黄连汤、石膏汤等。

·葛根黄芩黄连汤·

（《伤寒论》）

【组成】葛根半斤　甘草炙，二两　黄芩三两　黄连三两

【用法】上四味，以水八升，先煮葛根，减二升，内诸药，煮取二升，去滓，分温再服。

【功用】解表清里。

【主治】表证未解，邪热入里证。症见身热下利，胸脘烦热，口干作渴，喘而汗出，舌红苔黄，脉数或促。

【方解】

君	葛根	解表退热，又升发脾胃清阳之气而治下利
臣	黄连、黄芩	清热燥湿，厚肠止利
佐	甘草	和中，调和诸药

【炮制品的合理选用】葛根 15g　黄芩 9g　黄连 9g　蜜甘草 6g

【注解】方中葛根解表退热。生用解肌退热、生津止渴、透疹作用较强。故宜选用葛根。

方中黄连清热燥湿。黄连生用苦寒之性较强，长于泻火燥湿、解热毒。故宜选用黄连。

方中黄芩清热泻火。黄芩生用性味苦寒，清热泻火力强。故宜选用黄芩。

方中甘草和中。蜜甘草补益作用最强，用于补脾和胃、益气复脉方剂。故宜选用蜜甘草。

· 石膏汤 ·

（《深师方》，录自《外台秘要》）

【组成】石膏半斤　黄连　黄柏　黄芩各二两　香豉绵裹，一升　栀子擘，十枚　麻黄去节，三两

【用法】上七味，切，以水一斗，煮取三升，分为三服，一日并服，出汗。初服一剂，小汗；其后更合一剂，分二日服。常令微汗出，拘挛烦愦即愈。得数行利，心开令语，毒折也。

【功用】清热泻火，发汗解表。

【主治】伤寒表证未解，三焦里热已炽。症见壮热无汗，身体沉重拘挛，鼻干口渴，烦躁不眠，神志昏愦，脉滑数或发斑。

【方解】

君	石膏	辛、甘，大寒，为清热除烦之要药
臣	麻黄、香豉（淡豆豉）	辛温发散，发汗解表
佐	黄连	善清上焦心肺之火
	黄芩	善清中焦胃火
	黄柏	善清下焦肾火
	栀子	通泄三焦之火

【炮制品的合理选用】石膏 30g先煎　麻黄 9g　淡豆豉 9g　黄连 6g　黄柏 6g　黄芩 6g　栀子 9g

【注解】方中石膏清热除烦。石膏生用偏于清热泻火、除烦止渴。故宜选用石膏。方中麻黄发汗解表。生用为辛温解表药，其功效为发汗散寒，利水消肿。故宜选用麻黄。方中黄连、黄芩、黄柏、栀子皆为苦寒之品。生用皆长于泻火解毒，与石膏相伍，使三焦之火从里而泄。故宜选用黄连、黄芩、黄柏、栀子的生品。

第三节　解表温里剂

解表温里剂适用于表邪未解，内有里寒之证。症见恶寒发热，心腹冷痛，

下痢，苔白，脉迟等。常以解表药与温里药共同组方。代表方剂如五积散、柴胡桂枝干姜汤等。

·五积散·

（《仙授理伤续断秘方》）

【组成】苍术　桔梗各二十两　枳壳　陈皮各六两　芍药　白芷　川芎　川当归　甘草　肉桂　茯苓　半夏汤泡，各三两　厚朴　干姜各四两　麻黄去根、节，六两

【用法】上除肉桂、枳壳二味，余锉细，用慢火炒，令色转，摊冷，次入枳壳、肉桂令匀。每服三钱，水一盏，加生姜三片，煎至半盏，去滓，热服；凡被伤头痛，伤风发寒，每服二钱，加生姜、葱白煎，食后热服。

【功用】发表温里，顺气化痰，活血消积。

【主治】外感风寒，内伤生冷。症见身热无汗，头痛身疼，项背拘急，胸满恶食，呕吐腹痛，以及妇女血气不调，心腹疼痛，月经不调等属寒者。

【方解】

君	麻黄、白芷	辛温发散，解表散寒
	干姜、肉桂	温散里寒
臣	苍术、厚朴	健脾燥湿
	半夏、陈皮、茯苓	理气燥湿化痰
佐	川当归、川芎、芍药(白芍)	养血和血，活血止痛
	桔梗、枳壳	升降气机，宽胸利膈
使	生姜	散寒，温胃止呕
	甘草	和中健脾，调和诸药

【炮制品的合理选用】麻黄 6g　白芷 5g　干姜 6g　肉桂 5g　麸炒苍术 15g　姜厚朴 6g　姜半夏 5g　陈皮 9g　茯苓 5g　白芍 5g　川芎 5g　当归 5g　桔梗 15g　麸炒枳壳 9g　蜜甘草 5g　生姜 3 片

【注解】方中麻黄辛温发散，解表散寒，麻黄生用发汗散寒作用力强，故宜选用麻黄。

方中苍术健脾燥湿，麸炒苍术缓和燥性，气变芳香，增强了健脾燥湿的作用，故宜选用麸炒苍术。

方中半夏燥湿化痰，本方剂功效为发表温里，顺气化痰，活血消积，主治外感风寒，内伤生冷，姜半夏善于止呕，以温中化痰、降逆止呕为主，故宜选用姜半夏。

方中厚朴健脾燥湿。厚朴姜炙后宽中和胃作用增强，故宜选用姜厚朴。

方中川芎养血和血，活血止痛。川芎生用气厚味薄，辛香走窜力强，祛风止痛、活血行气作用也强，故宜选用川芎。

· 柴胡桂枝干姜汤 ·

（《伤寒论》）

【组成】柴胡半斤　桂枝去皮，三两　干姜二两　栝蒌根四两　黄芩三两　牡蛎熬，二两　甘草炙，二两

【用法】上七味，以水一斗二升，煮取六升，去滓，再煎取三升，温服一升，日三服。初服微烦，复服汗出便愈。

【功用】和解少阳，温化水饮。

【主治】伤寒胸胁满微结，小便不利，渴而不呕，但头汗出，往来寒热，心烦。亦治疟疾寒多微有热，或但寒不热。

【方解】

君	柴胡、黄芩	和解少阳
臣	栝蒌根（天花粉）、牡蛎	养阴生津，化痰散结
佐	桂枝、干姜、甘草	振奋中阳，温化寒饮

【炮制品的合理选用】柴胡 24g　黄芩 9g　天花粉 12g　牡蛎 6g先煎　桂枝 9g　干姜 6g　蜜甘草 6g

【注解】方中柴胡和解少阳。柴胡生用升散作用较强，并具有和解少阳和升举阳气作用，多用于解表剂和和解剂。故宜选用柴胡。

方中黄芩清解少阳胆热。黄芩生用性味苦寒，清热泻火力强。故宜选用黄芩。

方中牡蛎养阴生津。牡蛎生用偏于重镇安神、潜阳补阴。故宜选用牡蛎。

方中甘草和中。蜜甘草补益作用最强,用于补脾和胃、益气复脉方剂。故宜选用蜜甘草。

方中干姜振奋中阳,温化寒饮。干姜和炮姜属于温里药,干姜温中、回阳和化饮作用较强,故宜选用干姜。

第八章

补益剂

以补益药为主，具有补益人体气、血、阴、阳等作用，主治各种虚证的方剂称为补益剂。属于“八法”中的补法，根据“虚者补之”“损者益之”的治则制定。

虚证是指因人体正气虚弱产生的各种虚弱证候的概括，它既可由先天的禀赋不足造成，也可因后天的失养引起。虚证所涉及范围较广，概括起来可分为气虚、血虚、气血两虚、阴虚、阳虚、阴阳两虚等。补益剂相应地分为补气剂、补血剂、气血双补剂、补阴剂、补阳剂、阴阳并补剂等六类方剂。

第一节　补气剂

补气剂适用于气虚证，主要症状为倦怠乏力，少气懒言，动则气喘，食少便溏，舌淡苔白，脉虚弱等。组方药物以补气药为主，如人参、黄芪、白术等。代表方有四君子汤、参苓白术散、补中益气汤等。

· 四君子汤 ·

（《太平惠民和剂局方》）

【组成】人参去芦　白术　茯苓去皮　甘草炙，各等分

【用法】上为细末，每服二钱，水一盏，煎至七分，通口服，不拘时；入盐少许，白汤点亦得。

【功用】益气健脾。

【主治】脾胃气虚证。症见面色萎白，语声低微，气短乏力，食少便溏，舌淡

苔白,脉虚弱。

【方解】

君	人参	甘温益气,健脾养胃
臣	白术	健脾燥湿,助人参补益脾胃之气
佐	茯苓	与人参、白术相配,健脾祛湿之功增强
使	甘草	益气和中,调和诸药

【炮制品的合理选用】生晒参 9g另煎　麸炒白术 9g　茯苓 9g　蜜甘草 6g

【注解】方中人参甘温益气。生晒参偏于补气生津,多用于气阴不足、津伤口渴、消渴等症,以清补为佳。故宜选用生晒参。

方中白术健脾燥湿。麸炒白术可增强健脾作用,缓和燥性。故宜选用麸炒白术。

方中甘草益气和中,调和诸药。蜜甘草以补脾和胃、益气复脉力胜。故宜选用蜜甘草。

· 参苓白术散 ·

(《太平惠民和剂局方》)

【组成】莲子肉去皮,一斤　薏苡仁一斤　缩砂仁一斤　桔梗炒令深黄色,一斤　白扁豆姜汁浸,去皮,微炒,一斤半　白茯苓二斤　人参去芦,二斤　甘草炒,二斤　白术二斤　山药二斤

【用法】上为细末。每服二钱,枣汤调下。小儿量岁数加减服之。

【功用】益气健脾,渗湿止泻。

【主治】

1. 脾虚湿盛证。症见饮食不化,胸脘痞闷,肠鸣泄泻,气短乏力,形体消瘦,面色萎黄,舌淡苔白腻,脉虚缓。

2. 肺脾气虚痰湿咳嗽证。症见咳嗽痰多色白,胸脘痞闷,神疲乏力,面色㿠白,纳差便溏,舌淡苔白腻,脉细弱而滑。

【方解】

君	人参、白术、白茯苓	健脾渗湿
臣	山药	补脾益肺
	莲子肉	健脾涩肠止泻
	薏苡仁	健脾渗湿
	白扁豆	健脾化湿
佐	缩砂仁(砂仁)	芳香醒脾,行气和胃,化湿止泻
	桔梗	宣利肺气,能载诸药上浮
使	甘草、大枣	补脾和中,调和诸药

【炮制品的合理选用】莲子 9g　麸炒薏苡仁 9g　砂仁 6g　桔梗 6g　炒白扁豆 12g　茯苓 15g　生晒参 15g另煎　蜜甘草 10g　麸炒白术 15g　麸炒山药 15g

【注解】方中薏苡仁健脾渗湿。麸炒薏苡仁性偏平和,长于健脾止泻,故宜选用麸炒薏苡仁。

方中人参补脾益气。生晒参偏于补气生津,多用于气阴不足、津伤口渴、消渴等症,以清补为佳。故宜选用生晒参。

方中白术健脾燥湿。麸炒白术缓和燥性,借麸入中,增强健脾作用。故宜选用麸炒白术。

方中白扁豆健脾化湿。白扁豆炒制后偏于健脾化湿。故宜选用炒白扁豆。

方中山药补脾益肺,莲子健脾涩肠止泻,薏苡仁健脾渗湿,白扁豆健脾化湿,均资健脾止泻之功。山药、薏苡仁、白扁豆皆宜用炒制品,使药性平和,长于健脾。

方中甘草益气和中,调和诸药。蜜甘草以补脾和胃、益气复脉力胜。故宜选用蜜甘草。

· 补中益气汤 ·

（《脾胃论》）

【组成】黄芪五分，病甚劳役热甚者一钱　甘草炙，五分　人参去芦，三分　当归身酒焙干或晒干，二分　橘皮不去白，二分或三分　升麻二分或三分　柴胡二分或三分　白术三分

【用法】上药㕮咀，都作一服，水二盏，煎至一盏，量气弱、气盛，临病斟酌水盏大小，去滓，食远稍热服。

【功用】补中益气，升阳举陷。

【主治】

1. 脾胃气虚证。症见纳差，少气懒言，体倦乏力，动则气促，舌淡苔白，脉虚软。

2. 气虚发热证。症见身热自汗出，口渴喜热饮，少气懒言，食少体倦，脉洪而虚。

3. 中气下陷证。症见脱肛，子宫下垂，久泻，久痢，崩漏，头痛，气短乏力，舌淡，脉虚弱。

【方解】

君	黄芪	益气补中，升阳固表
臣	人参	益气补中
	白术	益气健脾
	甘草	甘温益气，调中和胃
佐	升麻、柴胡	升举下陷之阳气
	橘皮（陈皮）	理气和中，调畅中焦气机，以助升阳之效
	当归身	养血补虚，养血以助益气

【炮制品的合理选用】蜜黄芪 18g　蜜甘草 9g　红参 6g另煎　当归 6g　陈皮 6g　蜜升麻 6g　柴胡 6g　麸炒白术 9g

【注解】方中黄芪益气补中，升阳固表。蜜黄芪益气补中力胜。故宜选用蜜黄芪。

方中人参益气补中。红参味厚而温，大补元气，且复脉固脱、摄血作用较强。故宜选用红参。

方中白术益气健脾。麸炒白术缓和燥性，借麸入中，增强健脾作用，健脾和胃作用较强。故宜选用麸炒白术。

方中甘草甘温益气，调中和胃。蜜甘草以补脾和胃、益气复脉力胜。故宜选用蜜甘草。

方中柴胡升举下陷之阳气。柴胡生品的升散作用较强，并具有和解少阳和升举阳气作用，多用于解表剂及和解剂。故宜选用柴胡。

方中升麻升举下陷之阳气。升麻蜜炙后略带甘补之性，辛散作用减弱，以升脾阳为主，并减少对胃的刺激性。故宜选用蜜升麻。

方中橘皮理气和中。橘皮宜选用贮放一年以上的陈皮为宜，取其理气之力强，燥性缓和。故宜选用陈皮。

方中当归养血补虚。当归生用补血活血，润肠通便作用较强。故宜选用当归。

· 生脉散 ·

(《医学启源》)

【组成】人参五分　麦冬五分　五味子七粒

【用法】长流水煎，不拘时服。

【功用】益气生津，敛阴止汗。

【主治】

1. 湿热、暑热，伤气耗阴证。症见汗多神疲，体倦乏力，气短懒言，咽干口渴，舌干红少苔，脉虚数。

2. 久咳肺虚，气阴两虚证。症见干咳少痰，短气自汗，口干舌燥，脉虚细。

【方解】

君	人参	甘温，大补肺气，生津液
臣	麦冬	甘寒养阴，清热生津，且润肺止咳
佐	五味子	敛肺生津，收耗散之气

【炮制品的合理选用】红参 9g　麦冬 9g　醋五味子 6g

【注解】方中人参大补肺气。红参经蒸制后，味甘而厚，性偏温，具有大补元气、复脉固脱、益气摄血的功效。故宜选用红参。

方中麦冬清热生津，润肺止咳。麦冬生用以养阴润燥、益胃生津为主。故宜选用麦冬。

方中五味子敛肺生津，收耗散之气。五味子醋制能增强酸涩收敛作用，可用于久咳肺气耗散者。故宜选用醋五味子。

· 玉屏风散 ·

（《医方类聚》）

【组成】防风一两　黄芪蜜炙　白术各二两

【用法】上㕮咀，每服三钱，水一盏半，加大枣一枚，煎至七分，去滓，食后热服。

【功用】益气固表止汗。

【主治】肺卫气虚证。症见汗出恶风，面色㿠白，舌淡苔薄白，脉浮虚。

【方解】

君	黄芪	补脾肺之气
臣	白术	健脾，协黄芪培土生金，固表止汗
佐	防风	与黄芪相伍为用，固表而不留邪，祛邪而不伤正
	大枣	益气补虚

【炮制品的合理选用】防风 15g　蜜黄芪 30g　麸炒白术 30g　大枣 1 枚

【注解】方中黄芪补脾肺之气。蜜黄芪益气补中力胜，故宜选用蜜黄芪。

方中白术健脾。白术麸炒后可缓和燥性，借麸入中，增强健脾作用，故宜选用麸炒白术。

· 完带汤 ·

（《傅青主女科》）

【组成】白术土炒，一两　山药炒，一两　人参二钱　白芍酒炒，五钱　车前子酒炒，三钱　苍术制，二钱　甘草一钱　陈皮五分　黑芥穗五分　柴胡六分

【用法】水煎服。

【功用】补脾疏肝，化湿止带。

【主治】脾虚肝郁，湿浊带下证。症见带下色白，清稀无臭，面色㿠白，倦怠便溏，舌淡苔白，脉缓或濡弱。

【方解】

君	白术、山药	补脾益气，以祛湿止带
臣	人参	大补元气，补中健脾，以资君药补脾之力
	苍术	健脾和胃
	车前子	清热利湿
	白芍	柔肝理脾
佐	陈皮	理气燥湿，气行而湿化，配伍人参、白术又可使补而不滞
	柴胡	疏肝解郁
	黑芥穗（荆芥穗）	辛散祛风以胜湿
使	甘草	补脾益气，调和诸药

【炮制品的合理选用】土炒白术 30g　麸炒山药 30g　生晒参 6g另煎　酒白芍 15g　盐车前子 9g　麸炒苍术 9g　甘草 3g　陈皮 2g　荆芥穗炭 2g　醋柴胡 2g

【注解】方中白术补脾益气。土炒白术借土气助脾，补脾止泻力胜，故宜选用土炒白术。

方中山药补脾益气。山药用麸炒制后，增强了山药补脾健胃、益肾固精的作用，故宜选用麸炒山药。

方中人参大补元气，补中健脾。生晒参偏于补气生津，故宜选用生晒参。

方中苍术健脾和胃。苍术麸炒后缓和燥性，增强了健脾燥湿的作用，故宜

选用麸炒苍术。

方中车前子清热利湿。车前子盐炙后泄热作用较强,故宜选用盐车前子。

方中白芍柔肝理脾。白芍酒炒后降低酸寒之性,善于和中缓急、止痛,增强柔肝理脾之力,使木达而脾土自强,故宜选用酒白芍。

方中柴胡疏肝解郁。柴胡醋炙后能缓和升散之性,增强疏肝止痛作用,故宜选用醋柴胡。

方中荆芥穗祛风胜湿。荆芥穗辛散祛风以胜湿,宜炒炭以助收涩止带,故宜选用荆芥穗炭。

方中甘草补脾益气,调和诸药。虽然蜜甘草补益作用最强,用于补脾和胃、益气复脉方剂,但蜜甘草属滋腻之品,故宜选用甘草。

第二节　补血剂

补血剂适用于血虚证,主要症状为面色萎黄,头目眩晕,唇爪不荣,心悸,失眠,舌质淡,苔滑少津,脉细;或妇女月经不调,量少色淡,或经闭不行等。组方药物以补血药为主,如熟地黄、当归、白芍、阿胶、枸杞子、龙眼肉等。代表方有四物汤、当归补血汤、归脾汤等。

· 四物汤 ·

(《仙授理伤续断秘方》)

【组成】当归去芦,酒浸炒　川芎　白芍药　熟地黄酒蒸,各等分

【用法】上为粗末,每服三钱,水一盏半,煎至七分,空心热服。

【功用】补血和血。

【主治】营血虚滞证。症见头昏目眩,心悸失眠,面色萎黄,唇爪无华,妇女月经不调,或经闭不行,脐腹疼痛,舌淡,脉细弦或细涩。

【方解】

君	熟地黄	滋补营血
臣	当归	补血活血,调经止痛
佐	白芍药	养血敛阴,调经止痛,柔肝和营
	川芎	活血行气,祛瘀止痛

【炮制品的合理选用】熟地黄 15g　酒当归 9g　酒川芎 6g　酒白芍 9g

【注解】方中地黄滋补营血。经蒸制后的熟地黄,质厚,味浓,其性由寒转温,其味由苦转甜,其功能由清转补,以滋阴补血、益精填髓为主。故宜选用熟地黄。

方中当归补血活血,调经止痛。当归酒炙后调经止痛作用增强,故宜选用酒当归。

方中白芍养血敛阴,调经止痛,柔肝和营。白芍酒炒降低酸寒之性,增强和中缓急、止痛作用,故宜选用酒白芍。

方中川芎活血行气,祛瘀止痛。川芎酒炙后能引药上行,增强活血、行气、止痛作用。故宜选用酒川芎。

· 当归补血汤 ·

(《内外伤辨惑论》)

【组成】黄芪一两　当归酒洗,二钱

【用法】上㕮咀,以水二盏,煎至一盏,去滓,温服,空心食前。

【功用】补气生血。

【主治】

1. 血虚阳浮发热证。症见肌热面红,烦渴欲饮,脉洪大而虚,重按无力。亦治妇人经期、产后血虚发热头痛。

2. 气血两虚证。症见少气懒言,乏力自汗,面色苍白或萎黄,神疲体倦;或疮疡溃后,久不愈合者。

【方解】

君	黄芪	补气生血
臣	当归	补血养血

【炮制品的合理选用】黄芪 30g 酒当归身 6g

【注解】方中黄芪补气生血。黄芪宜用生品,取其功善大补脾肺之气,以资化源,使气旺血生。故宜选用黄芪。

方中当归补血养血。当归宜选取当归身,酒炙后有利于煎出有效成分,可增强活血通络的疗效,故宜选用酒当归身。

· 归脾汤 ·

(《正体类要》)

【组成】白术 茯神去木 黄芪去芦 龙眼肉 酸枣仁炒,去壳,各一两 人参 木香不见火,各半两 甘草炙,两钱半 当归一钱 远志一钱(当归、远志从《内科摘要》补入)

【用法】上㕮咀,每服四钱,水一盏半,加生姜五片,枣子一枚,煎至七分,去滓温服,不拘时候。

【功用】益气补血,健脾养心。

【主治】

1. 心脾气血两虚证。症见心悸怔忡,失眠多梦,盗汗,头晕健忘,食欲不振,腹胀便溏,倦怠无力,面色萎黄,舌淡,苔薄白,脉细弱。

2. 脾不统血证。症见妇女崩漏,月经超前,量多色淡,或淋漓不止等,还可见便血、皮下紫癜、尿血、肌衄、齿衄等,舌淡,脉细弱。

【方解】

君	黄芪	补气生血
	龙眼肉	补益心脾,养血安神
臣	人参	补气养血
	白术	益气健脾
	当归	补血养心

续表

臣	酸枣仁	宁心安神
佐	茯神	养心安神
	远志	宁神益智
	木香	理气醒脾
使	甘草	补益心脾之气,并调和诸药
	生姜、大枣	调和脾胃,以资生化

【炮制品的合理选用】麸炒白术 18g　茯神 18g　蜜黄芪 18g　龙眼肉 18g　炒酸枣仁 18g[捣碎]　生晒参 9g[另煎]　木香 9g　蜜甘草 6g　当归 3g　制远志 3g　生姜 5 片　大枣 1 枚

【注解】方中黄芪补气生血。蜜炙黄芪善于益气补中,取其益气生血、补养心脾,故宜选用蜜黄芪。

方中人参补气养血。生晒参偏于补气生津,此方取其补气养血、补脾益肺、生津安神之效,故宜选用生晒参。

方中白术益气健脾。麸炒白术缓和燥性,借麸入中,增强健脾作用,健脾和胃作用较强,故宜选用麸炒白术。

方中酸枣仁宁心安神。炒酸枣仁性偏温补,宜入温剂,长于养心敛汗,增强养血安神作用。故宜选用炒酸枣仁。

方中当归补血养心。当归生用长于补血、调经、润肠通便。故宜选用当归。

方中远志宁神益智。远志经甘草汁制后能减轻其燥性,协同安神益智的作用。故宜选用制远志。

方中甘草补益心脾之气。蜜甘草以补脾和胃、益气复脉力胜。故宜选用蜜甘草。

第三节　气血双补剂

气血双补剂适用于气血两虚证,主要症状为面色无华,头晕目眩,心悸怔忡,食少倦怠,少气懒言,舌淡,脉虚无力等。常用补气药如人参、黄芪、白术等与补血药如熟地黄、当归、白芍、阿胶等共同组成方剂。代表方有八珍汤、炙甘草汤、泰山磐石散等。

·八珍汤·

（《正体类要》）

【组成】人参　白术　白茯苓　当归　川芎　白芍药　熟地黄各一钱　甘草炙，五分

【用法】加生姜三片，大枣五枚，水煎服。

【功用】益气补血。

【主治】气血两虚证。症见面色萎黄，头晕目眩，心悸怔忡，气短懒言，四肢倦怠，饮食不佳，或气喘，或闭经，或月经不调，或胎动不安，舌淡苔薄白，脉细弱或虚大无力。

【方解】

君	人参	大补元气，健脾养胃
	熟地黄	补血滋阴
臣	白术	补气健脾
	当归	补血和血
佐	白茯苓	健脾安神
	白芍药（白芍）	养血敛阴
	川芎	活血行气
使	甘草	益气补中，调和药性
	生姜、大枣	调和脾胃，以助气血生化

【炮制品的合理选用】生晒参 10g另煎　麸炒白术 10g　茯苓 10g　酒当归 10g　酒川芎 10g　酒白芍 10g　熟地黄 10g　蜜甘草 5g　生姜 3 片　大枣 5 枚

【注解】方中人参大补元气，健脾养胃。生晒参偏于补气生津，取其甘温，大补元气，健脾养胃，故宜选用生晒参。

方中地黄补血滋阴。经蒸制后的熟地黄，质厚，味浓，其性由寒转温，其味

由苦转甜，其功能由清转补，以滋阴补血、益精填髓为主。故宜选用熟地黄。

方中白术补气健脾。麸炒白术缓和燥性，借麸入中，增强健脾作用，健脾和胃作用较强。故宜选用麸炒白术。

方中白芍养血敛阴，川芎活血行气。白芍酒炒降低酸寒之性，增强和中缓急，止痛作用，川芎酒炙后增强活血、行气、止痛作用，且能引药上行，故宜选用酒白芍、酒川芎。

方中甘草益气补中，调和药性。蜜甘草以补脾和胃、益气复脉力胜。故宜选用蜜甘草。

· 炙甘草汤 ·

（《伤寒论》）

【组成】甘草炙，四两　生姜切，三两　桂枝去皮，三两　人参二两　生地黄一斤　阿胶二两　麦门冬去心，半升　麻仁半升　大枣擘，三十枚

【用法】上以清酒七升，水八升，先煮八味，取三升，去滓，内胶烊消尽，温服一升，日三服。

【功用】滋阴养血，益气复脉。

【主治】

1. 阴血不足，阳气虚弱证。症见脉结代，心动悸，虚羸少气，舌光少苔，或舌干而瘦小。

2. 虚劳肺痿咳嗽，或吐涎沫，形瘦短气，虚烦不眠，自汗盗汗，咽干舌燥，大便干结，脉虚数。

【方解】

君	甘草	补脾和胃，益气复脉
	生地黄	清热凉血，养阴生津
臣	麦门冬（麦冬）	滋养心阴
	麻仁（火麻仁）	润肠燥，滋阴血
	阿胶	补血止血，滋阴润燥

续表

佐	人参	益心气,补脾气
	生姜、桂枝	温通阳气
	大枣	益脾胃

【炮制品的合理选用】蜜甘草 12g　生姜 9g　桂枝 9g　生晒参 6g[另煎]　地黄 20g　阿胶珠 6g[烊化]　麦冬 10g　炒火麻仁 10g　大枣 10 枚

【注解】方中甘草补脾和胃、益气复脉。蜜甘草补益作用最强,用于补脾和胃、益气复脉方剂。故宜选用蜜甘草。

方中地黄清热凉血、养阴生津。地黄有甘、寒二性,以清热凉血、养阴生津为主,其清热凉血作用不及鲜地黄,养阴作用强于鲜地黄。故宜选用地黄。

方中火麻仁润肠燥、滋阴血。炒火麻仁气香,增强其润肠燥、滋阴血的作用,常用于肠燥血少,大便秘结,体虚心悸。故宜选用炒火麻仁。

方中阿胶补血止血、滋阴润燥。阿胶珠(蛤粉烫阿胶)善于益肺润燥,炒珠后研细末烊化为宜,充分发挥药效。故宜选用阿胶珠。

方中人参益心气、补脾气,以滋气血生化之源。生晒参偏于补气生津,以清补为主。故宜选用生晒参。

第四节　补阴剂

补阴剂适用于阴虚证。症见形体消瘦,心悸怔忡,小儿发育迟缓,头晕耳鸣,骨蒸潮热,五心烦热,盗汗失眠,腰酸遗精,咳嗽咯血,口燥咽干,舌红少苔,脉细数等。常用白芍、山茱萸、地黄、熟地黄、龟甲、麦冬、天冬、百合、石斛、玉竹等补阴药为主组方。阴之生成,常赖阳之化生,因此补阴剂常配伍少量补阳药以助生化;阴虚常致水不制火而生虚热,故而在补阴剂中常配伍黄柏、知母等清虚热药;补阴药常滋腻碍胃,故常配伍健脾和胃药如茯苓及理气药如砂仁、陈皮等以助运化。代表方如补肾阴的六味地黄丸、大补阴丸以及补肝阴的一贯煎、补肺阴的百合固金汤等。

· 六味地黄丸 ·

（《小儿药证直诀》）

【组成】熟地黄八钱　山萸肉　山药各四钱　泽泻　牡丹皮　白茯苓去皮,各三钱

【用法】上为末,炼蜜为丸,如梧桐子大。空心温水化下三丸。

【功用】滋阴补肾。

【主治】肾阴虚证。症见腰膝酸软,头晕目眩,耳鸣耳聋,盗汗,遗精,消渴,骨蒸潮热,手足心热,口燥咽干,牙齿动摇,足跟作痛,小便淋沥,以及小儿囟门不合,舌红少苔,脉沉细数。

【方解】

君	熟地黄	填精益髓,滋阴补肾,大补真水
臣	山萸肉	补益肝肾
	山药	补脾益气,滋养脾阴,补后天以养先天
佐	泽泻	利湿泄肾浊
	白茯苓	淡渗脾湿
	牡丹皮	清泄肝之相火

【炮制品的合理选用】熟地黄 20g　酒萸肉 10g　山药 10g　盐泽泻 9g　牡丹皮 9g　茯苓 9g

【注解】方中地黄填精益髓,滋阴补肾。经蒸制后的熟地黄,质厚,味浓,其性由寒转温,其味由苦转甜,其功能由清转补,以滋阴补血、益精填髓为主。故宜选用熟地黄。

方中山茱萸补益肝肾。山茱萸经酒蒸制后,滋补作用增强,故宜选用酒萸肉。

方中山药补脾益气,滋养脾阴。山药生用补阴、生津作用较强,故宜选用山药。

方中泽泻利湿泄肾浊。泽泻盐炙后能引药下行,增强滋阴、泄热、利尿的作用,并利尿而不伤阴。故宜选用盐泽泻。

·左归丸·

(《景岳全书》)

【组成】大怀熟地八两　山药炒,四两　枸杞四两　山茱萸四两　川牛膝酒洗蒸熟,三两　鹿角胶敲碎,炒珠,四两　龟甲胶切碎,炒珠,四两　菟丝子制,四两

【用法】上先将熟地蒸烂,杵膏,炼蜜为丸,如梧桐子大。每食前用滚汤或淡盐汤送下百余丸。

【功用】滋阴补肾,填精益髓。

【主治】真阴不足证。症见头晕目眩,腰酸腿软,遗精滑泄,自汗盗汗,口燥舌干,舌红少苔,脉细。

【方解】

君	大怀熟地(熟地黄)	益肾填精,大补肾阴
臣	山茱萸	补益肝肾,涩精敛汗
	山药	补脾滋阴,滋肾固精,培补后天以养先天
	枸杞(枸杞子)	平补肝肾之阴
	龟甲胶、鹿角胶	俱为血肉有情之品,味厚入肾,龟甲胶滋阴补髓,鹿角胶益精补阳,二胶合用,寓"阳中求阴"之义
佐使	菟丝子	平补阴阳之品,助补阴药滋补肾阴,又助鹿角胶益精补阳,发挥阳化阴生之功
	川牛膝	补益肝肾,强筋骨

【炮制品的合理选用】熟地黄 24g　山药 12g　枸杞子 12g　酒萸肉 12g　酒川牛膝 9g　鹿角胶 12g　龟甲胶 12g　盐菟丝子 12g

【注解】方中地黄益肾填精,大补肾阴。经蒸制后的熟地黄,质厚,味浓,其性由寒转温,其味由苦转甜,其功能由清转补,以滋阴补血、益精填髓为主。故宜选用熟地黄。

方中山药补益肝肾,涩精敛汗。山药生用补阴、生津作用较强,故宜选用山药。

方中山茱萸补益肝肾,涩精敛汗。山茱萸经酒蒸制后,滋补作用增强,故宜选用酒萸肉。

方中川牛膝补益肝肾,强筋骨。川牛膝酒炙后补肝肾、强筋骨、祛瘀止痛

的作用增强，故宜选用酒川牛膝。

方中菟丝子为平补阴阳之品，助补阴药滋补肾阴，又助鹿角胶益精补阳，发挥阳化阴生之功。菟丝子盐炙后不温不寒，平补肝肾，并能增强补肾固涩作用。故宜选用盐菟丝子。

· 大补阴丸 ·

（《丹溪心法》）

【组成】熟地黄酒蒸　龟甲酥炙，各六两　黄柏炒褐色　知母酒浸，炒，各四两

【用法】上为末，猪脊髓蒸熟，炼蜜为丸。每服七十丸，空心盐白汤送下。

【功用】滋阴降火。

【主治】阴虚火旺证。症见骨蒸潮热，盗汗遗精，咳嗽咯血，心烦易怒，足膝疼热，舌红少苔，尺脉数而有力。

【方解】

君	熟地黄	填精益髓，大补肾阴
	龟甲	滋阴潜阳
臣	黄柏	苦寒下清肾火
	知母	滋肾降火
佐使	猪脊髓	以髓补髓
	蜂蜜	甘润以制黄柏之苦燥

【炮制品的合理选用】熟地黄 25g　醋龟甲 25g　盐黄柏 15g　盐知母 15g

【注解】方中地黄填精益髓，大补肾阴。经蒸制后的熟地黄，质厚，味浓，其性由寒转温，其味由苦转甜，其功能由清转补，以滋阴补血、益精填髓为主。故宜选用熟地黄。

方中龟甲滋阴潜阳。龟甲砂炒醋淬后便于粉碎服用，且增强补肾健骨、滋阴止血功效。故宜选用醋龟甲。

方中黄柏下清肾火。盐黄柏可缓和苦燥之性，引药入肾，增强滋肾阴、泻相火、退虚热的作用。故宜选用盐黄柏。

方中知母滋肾降火。知母苦寒,加入盐炙后可增强知母滋阴降火的作用,且专于入肾,善于引药下行,并善清虚热。故宜选用盐知母。

· 一贯煎 ·

(《续名医类案》)

【组成】北沙参　麦门冬　当归　生地黄　枸杞子　川楝子(原书未著用量)

【用法】水煎服。

【功用】滋阴疏肝。

【主治】肝阴不足,肝气郁滞证。症见胸脘胁痛,吞酸吐苦,咽干口燥,舌红少津,脉细弱或虚弦。亦治疝气瘕聚。

【方解】

君	生地黄	滋肾养阴,滋水涵木,又可清虚热
	枸杞子	滋阴补肝
臣	当归	补肝血,并能和血
	北沙参、麦门冬(麦冬)	滋养肺胃,养阴生津,寓佐金平木,扶土制木
使	川楝子	疏肝理气,以顺肝之条达

【炮制品的合理选用】地黄 20g　枸杞子 15g　酒当归 10g　北沙参 10g　麦冬 10g　炒川楝子 5g

【注解】方中地黄滋肾养阴,滋水涵木,又可清虚热。地黄有甘、寒二性,以清热凉血、养阴生津为主,其清热凉血作用不及鲜地黄,养阴作用强于鲜地黄。故宜选用地黄。

方中当归补肝血,并能和血。因气滞易致血瘀,故若证见血瘀偏重,宜选用酒当归以增强其活血之功。故宜选用酒当归。

方中川楝子疏肝理气,以顺肝之条达。川楝子炒后可缓和苦寒之性,降低毒性,并减轻滑肠之弊,以疏肝理气力胜。故宜选用炒川楝子。

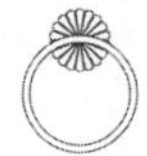

第五节　补阳剂

补阳剂适用于阳虚证，以肾阳虚为主。症见面色苍白，形寒肢冷，腰膝酸痛，下肢软弱无力，小便不利，或小便频数，尿后余沥，少腹拘急，男子阳痿早泄，女子宫寒不孕，舌淡苔白，脉沉细等。常用补阳药如炮附子、肉桂、巴戟天、肉苁蓉、淫羊藿、鹿角胶、仙茅等为主组成方剂。同时配伍熟地黄、山茱萸、山药等滋阴之品，以助阳的生化，并可藉补阴药的滋润，以制补阳药的温燥；肾阳亏虚不能化气行水，易致水湿停留，故常佐以茯苓、泽泻等淡渗利水之品。代表方如肾气丸、右归丸。

· 肾气丸 ·

（《金匮要略》）

【组成】干地黄八两　薯蓣　山茱萸各四两　泽泻　茯苓　牡丹皮各三两　桂枝　附子炮，各一两

【用法】上为细末，炼蜜和丸，如梧桐子大，酒下十五丸，日再服。

【功用】补肾助阳。

【主治】肾阳不足证。症见腰痛脚软，身半以下常有冷感，少腹拘急，小便不利，或小便反多，入夜尤甚，阳痿早泄，舌淡而胖，脉虚弱，尺部沉细，以及痰饮，水肿，消渴，脚气，转胞等。

【方解】

君	附子	温阳化饮
	桂枝	温补肾阳
臣	干地黄	滋阴补肾、益肾填精
	山茱萸、薯蓣（山药）	补肝脾而益精血
佐	泽泻、茯苓	利水渗湿
	牡丹皮	清泻相火

【炮制品的合理选用】炮附片 9g　桂枝 9g　熟地黄 20g　酒萸肉 10g　山

药 10g　盐泽泻 10g　茯苓 10g　牡丹皮 10g

【注解】方中附子温阳化饮。附子大辛大热、为温阳诸药之首,通十二经纯阳之要药,生用则散寒之力大,炮附片温肾暖脾、补命门之火力胜。故宜选用炮附片。

方中山药补肝脾而益精血。山药生用补阴、生津作用较强,故宜选用山药。

方中桂枝温补肾阳。汉代肉桂与桂枝未分,统称桂枝。桂枝通阳之功强,与炮附片配伍,既可补火助阳以培本,又可温阳化气利小便以治标;而肉桂之散寒之力著,与炮附子配伍则温补肾阳之功更著。在临床使用时应视需要选用肉桂或桂枝。

方中地黄滋阴补肾、益肾填精。该方中桂、附均为温燥之品,单用易于耗阴,因此在补阳亦宜顾阴,故用干地黄滋阴补肾。方中之干地黄是将鲜地黄晒或烘干至八成干捏成团块,自宋代以来,多将干地黄改换成熟地黄,加强滋阴补肾、益肾填精之功。

方中山茱萸补肝脾而益精血。山茱萸经酒蒸制后,滋补作用增强,故宜选用酒萸肉。

方中泽泻利水渗湿。泽泻盐炙后能引药下行,增强滋阴、泄热、利尿的作用,并利尿而不伤阴。故宜选用盐泽泻。

·右归丸·

(《景岳全书》)

【组成】熟地黄八两　山药炒,四两　山茱萸微炒,三两　枸杞子微炒,三两　菟丝子制,四两　鹿角胶炒珠,四两　杜仲姜汁炒,四两　肉桂二两　当归三两　制附子二两,渐可加至五六两

【用法】上先将熟地黄蒸烂杵膏,加炼蜜为丸,如梧桐子大。每服百余丸,食前用滚汤或淡盐汤送下;或丸如弹子大,每嚼服二三丸,以滚白汤送下。

【功用】温补肾阳,填精益髓。

【主治】肾阳不足,命门火衰证。症见年老或久病气衰神疲,畏寒肢冷,腰膝软弱,阳痿遗精,或阳衰无子,或饮食减少,大便不实,或小便自遗,舌淡苔白,脉沉而迟。

【方解】

君	制附子、肉桂	大辛大热，温壮肾阳，助命门之火
	鹿角胶	填精益髓，补肾助阳
臣	熟地黄、山茱萸、山药、枸杞子	滋阴补肾，养肝补脾，填精补髓
佐	菟丝子、杜仲	补肝肾
	当归	益肾填精生血，和血亦可使补而不滞

【炮制品的合理选用】炮附片 6g　肉桂 6g　鹿角胶 12g　熟地黄 24g　山药 12g　酒萸肉 9g　枸杞子 9g　盐菟丝子 10g　盐杜仲 12g　当归 9g

【注解】方中附子温壮肾阳，助命门之火。炮附片温肾暖脾、补命门之火力胜。故宜选用炮附片。

方中地黄滋阴补肾，填精补髓。经蒸制后的熟地黄，质厚，味浓，其性由寒转温，其味由苦转甜，其功能由清转补，以滋阴补血、益精填髓为主。故宜选用熟地黄。

方中山茱萸滋阴补肾，养肝补脾。山茱萸经酒蒸制后，滋补作用增强，故宜选用酒萸肉。

方中山药滋阴补肾。山药生用补阴、生津作用较强，故宜选用山药。

方中菟丝子和杜仲补肝肾。菟丝子盐炙后不温不寒，平补肝肾，并能增强补肾固涩作用；杜仲经盐炙后可引药下行，增强补肝肾作用。故宜选用盐菟丝子和盐杜仲。

第六节　阴阳双补剂

阴阳双补剂适用于阴阳两虚证。症见头晕目眩，腰膝酸软，阳痿遗精，畏寒肢冷，午后潮热等。常用补阴药如熟地黄、山茱萸、龟甲、何首乌、枸杞子和补阳药如肉苁蓉、巴戟天、附子、肉桂、鹿角胶等共同组成方剂，并根据阴阳虚损的主次轻重，调整两类药物的适宜比例。代表方如地黄饮子、龟鹿二仙胶等。

· 地黄饮子 ·

(《圣济总录》)

【组成】干地黄 巴戟天去心 山茱萸 石斛 肉苁蓉酒浸,焙 附子炮 五味子 肉桂 白茯苓 麦门冬去心 石菖蒲 远志去心,各半两

【用法】上为粗末,每服三钱匕,水一盏,加生姜三片,大枣二枚,擘破,同煎七分,去滓,食前温服。

【功用】滋肾阴,补肾阳,开窍化痰。

【主治】下元虚衰,痰浊上泛之喑痱证。症见舌强不能言,足废不能用,口干不欲饮,足冷面赤,脉沉细弱。

【方解】

君	干地黄	滋补肾阴以制虚火
	山茱萸	补肝肾,益精气
	肉苁蓉	补肾阳,益精血
	巴戟天	补肾助阳
臣	肉桂、附子	大辛大热之品,协酒肉苁蓉、盐巴戟天温暖下元,又可引火归元以摄纳浮阳
	石斛、麦门冬(麦冬)、五味子	补肺阴以滋水之上源
佐	白茯苓、远志、石菖蒲	既可交通心肾,又能化痰开窍以治标
使	生姜、大枣	调和脾胃

【炮制品的合理选用】地黄(或熟地黄)20g 酒萸肉 15g 盐巴戟天 10g 石斛 10g 酒肉苁蓉 10g 炮附片 10g 醋五味子 10g 肉桂 10g 茯苓 10g 麦冬 10g 石菖蒲 10g 制远志 10g

【注解】方中干地黄乃地黄,取其滋补肾阴以制虚火之功。在临床应用时若肾精亏虚,宜选用熟地黄以滋肾填精,亦可生、熟地黄同时选用,肾精、虚火兼顾。故宜选用地黄或熟地黄。

方中山茱萸补肝肾,益精气。山茱萸经酒蒸制后,滋补作用增强,故宜选用酒萸肉。

方中巴戟天补肾助阳。盐巴戟天,补肾助阳,且久服无伤阴之弊,故宜选

用盐巴戟天。

方中肉苁蓉补肾阳，益精血。肉苁蓉酒制后增强补肾助阳之力，故宜选用酒苁蓉。

方中五味子补肺阴以滋水之上源。五味子醋制能增强酸涩收敛作用，故醋五味子涩精止泻作用更强，可用于久咳肺气耗散者。故宜选用醋五味子。

方中远志既可交通心肾，又能化痰开窍。远志经甘草汁制后消除刺喉麻感，以安神益智、交通心肾为主，故宜选用制远志。

· 龟鹿二仙胶 ·

（《医便》）

【组成】鹿角用新鲜麋鹿杀，角解的不用，马鹿角不用，去角脑梢角二寸绝断，劈开净用，十斤　龟板去弦，洗净，捶碎，五斤　人参十五两　枸杞子三十两

【用法】上前三味袋盛，放长流水内浸三日，用铅坛一只，如无铅坛，底下放铅一大片亦可。将角并甲（龟板）放入坛内，用水浸，高三五寸，黄蜡三两封口，放大锅内，桑柴火煮七昼夜。煮时坛内一日添热水一次，勿令沸起，锅内一日夜添水五次，候角酥取出，洗，滤净去滓。其滓即鹿角霜、龟甲霜也。将清汁另放。另将人参、枸杞子用铜锅以水三十六碗，熬至药面无水，以新布绞取清汁，将滓置石臼水捶捣细，用水二十四碗又熬如前；又滤又捣又熬，如此三次，以滓无味为度。将前龟、鹿汁并参、杞汁和入锅内，文火熬至滴水成珠不散，乃成胶也。每服初起一钱五分，十日加五分，加至三钱止，空心酒化下，常服乃可。

【功用】滋阴填精，益气壮阳。

【主治】真元虚损，精血不足证。症见全身瘦削，阳痿遗精，两目昏花，腰膝酸软，久不孕育。

【方解】

君	鹿角	填精补髓，补肾壮阳
	龟板（龟甲）	填精补髓，滋阴养血
臣	人参	大补元气
	枸杞子	补肾益精，养肝明目

【炮制品的合理选用】鹿角胶 500g　龟甲胶 500g　红参 45g　枸杞子 90g

【注解】方中人参大补元气，补后天以益先天，可补气生精而助龟鹿二胶益阴助阳之力。红参经蒸制后，味甘而厚，性偏温，大补元气，复脉固脱，益气摄血，故宜选用红参。

第九章

固涩剂

以固涩药为主组成，具有收敛固涩作用，用于治疗气、血、精、津液耗散滑脱病证的方剂，统称为固涩剂。属于“十剂”中“涩可固脱”范畴。

滑脱病证是指因正气内虚，失于固涩，致气、血、精、津液耗散滑脱的病证。症见自汗盗汗、久咳不止、泻痢不止、遗精滑泄、小便失禁、血崩带下等。根据所治滑脱病证的不同，本章分为固表止汗剂、敛肺止咳剂、涩肠固脱剂、涩精止遗剂、固崩止带剂五类方剂。

第一节　固表止汗剂

固表止汗剂适用于表虚卫外不固，或阴液不能内守的自汗、盗汗证。常以固表止汗药为主组成。代表方剂有牡蛎散等。

· 牡蛎散 ·

（《太平惠民和剂局方》）

【组成】黄芪去苗土　麻黄根洗　牡蛎米泔浸，刷去土，火烧通赤，各一两

【用法】上三味为粗散。每服三钱，水一盏半，小麦百余粒，同煎至八分，去渣，热服，日二服，不拘时候。

【功用】敛阴止汗，益气固表。

【主治】体虚自汗、盗汗证。症见常自汗出，夜卧更甚，心悸惊惕，短气烦倦，舌淡红，脉细弱。

【方解】

君	牡蛎	敛阴潜阳,固涩止汗
臣	黄芪	益气实卫,固表止汗
佐	麻黄根	收敛止汗
使	小麦(浮小麦)	养气阴,退虚热

【炮制品的合理选用】煅牡蛎 15g[先煎] 黄芪 15g 麻黄根 15g 浮小麦 15g

【注解】方中牡蛎敛阴潜阳,固涩止汗。牡蛎煅制后便于粉碎服用,且增强了收敛固涩功效。故宜选用煅牡蛎。

方中黄芪益气实卫,固表止汗。黄芪生用偏于利水消肿、生津养血、行滞通痹、托毒排脓、敛疮生肌,故宜选用黄芪。

第二节 敛肺止咳剂

敛肺止咳剂适用于久咳肺虚,气阴耗伤证。症见咳嗽,气喘,自汗,脉虚数等。常由敛肺止咳药与益气养阴药配伍组成。代表方如九仙散等。

· 九仙散 ·

(《王子昭方》,录自《医学正传》)

【组成】人参 款冬花 桑白皮 桔梗 五味子 阿胶 乌梅各一两 贝母半两 罂粟壳去顶,蜜炒黄,八两

【用法】上为末,每服三钱,白汤点服,嗽住止后服。

【功用】敛肺止咳,益气养阴。

【主治】久咳伤肺,气阴两伤证。症见久咳不已,咳甚则气喘自汗,痰少而黏,脉虚数。

【方解】

君	罂粟壳	敛肺止咳
臣	五味子、乌梅	敛肺气，助蜜罂粟壳敛肺止咳
	人参	补肺气
	阿胶	滋肺阴
佐	款冬花	降气平喘，化痰止咳
	桑白皮	清泄肺热，止咳平喘
	贝母	清热化痰，润肺止咳
使	桔梗	宣肺祛痰，载药上行

【炮制品的合理选用】蜜罂粟壳 6g　醋五味子 12g　乌梅肉 12g　红参 12g另煎　阿胶珠 12g烊化　蜜款冬花 12g　蜜桑白皮 12g　桔梗 12g　川贝母 6g

【注解】方中罂粟壳敛肺止咳。罂粟壳宜用蜜制品，功善敛肺止咳，重用为君，故宜选用蜜罂粟壳。

方中五味子敛肺气，助蜜罂粟壳敛肺止咳。五味子醋制能增强酸涩收敛作用，可用于久咳肺气耗散者。故宜选用醋五味子。

方中人参补肺气。红参经蒸制后，味甘而厚，性偏温，大补元气，复脉固脱、益气摄血，以温补见长。该方中红参配阿胶，气阴双补，共为臣药。故宜选用红参。

方中阿胶滋肺阴。阿胶珠（蛤粉烫阿胶）善于益肺润燥，故宜选用阿胶珠。

方中款冬花降气平喘，化痰止咳。款冬花宜用蜜炙品，增强降气平喘、化痰止咳之效，故宜选用蜜款冬花。

方中桑白皮清泄肺热，止咳平喘。桑白皮宜用蜜炙品，增强清泄肺热、止咳平喘之效，故宜选用蜜桑白皮。

第三节　涩肠固脱剂

涩肠固脱剂适用于泻痢日久不止，脾肾虚寒，以致大便滑脱不禁的病症。常以涩肠止泻药与温补脾肾药等配伍组方。代表方如真人养脏汤、四神丸等。

· 真人养脏汤 ·

（《太平惠民和剂局方》）

【组成】人参去芦　当归去芦　白术焙，各六钱　肉豆蔻面裹，煨，半两　肉桂去粗皮　甘草炙，各八钱　白芍药一两六钱　木香不见火，一两四钱　诃子去核，一两二钱　罂粟壳去蒂萼，蜜炙，三两六钱

【用法】上锉为粗末，每服二大钱，水一盏半，煎至八分，去滓，食前温服。

【功用】涩肠固脱，温补脾肾。

【主治】久泻久痢，脾肾虚寒证。症见泻痢无度，滑脱不禁，甚至脱肛坠下，脐腹疼痛，喜温喜按，倦怠食少，舌淡苔白，脉迟细。

【方解】

君	罂粟壳	涩肠止泻
臣	肉豆蔻	温中涩肠
	诃子	涩肠止泻
佐	肉桂	温肾暖脾
	人参、白术	补气健脾
	当归、白芍药（白芍）	养血和血
	木香	调气醒脾
	甘草	补中益气，又调和诸药

【炮制品的合理选用】蜜罂粟壳 6g　麸煨肉豆蔻 8g　诃子肉 9g　肉桂 6g　人参 6g另煎　土炒白术 6g　当归 6g　炒白芍 12g　煨木香 3g　蜜甘草 6g

【注解】方中罂粟壳涩肠止泻。罂粟壳宜选用蜜制品，重用涩肠止泻，为君药。故宜选用蜜罂粟壳。

方中肉豆蔻温中涩肠。麸煨肉豆蔻功专温中涩肠，故宜选用麸煨肉豆蔻。

方中人参补气健脾。红参经蒸制后，味甘而厚，性偏温，大补元气，复脉固脱、益气摄血，以温补见长。该方中人参配白术温补脾肾以治本。故宜选用红参。

方中白术补气健脾。土炒白术借土气助脾，补脾止泻力胜，故宜选用土炒白术。

方中白芍配当归，养血和血。炒白芍性稍缓，以养血敛阴作用最强，故宜

选用炒白芍。

方中木香调气醒脾。煨木香行气止痛作用减弱，增强了健脾止泻作用，用于治疗脾虚泄泻的方剂。故宜选用煨木香。

方中甘草合人参、土炒白术补中益气，又调和诸药。甘草蜜炙后，以补脾和胃、益气复脉力胜。故宜选用蜜甘草。

· 四神丸 ·

（《证治准绳》）

【组成】肉豆蔻二两　补骨脂四两　五味子二两　吴茱萸浸炒，一两

【用法】上为末，用水一碗，煮生姜八两，红枣一百枚，煮熟，水干，取枣肉为丸，如桐子大。每服五七十丸，空心或食前白汤送下。

【功用】温肾暖脾，固肠止泻。

【主治】脾肾阳虚之肾泄证。症见五更泄泻，不思饮食，食不消化，或久泻不愈，腹痛喜温，腰酸肢冷，神疲乏力，舌淡，苔薄白，脉沉迟无力。

【方解】

君	补骨脂	温补命门之火以温养脾土
臣	肉豆蔻	温中涩肠，与盐补骨脂相伍，既可增温肾暖脾之功，又能涩肠止泻
佐	吴茱萸	温脾暖胃以散阴寒
	五味子	固肾涩肠
使	姜（生姜）、枣（大枣）	温补脾胃，鼓舞运化

【炮制品的合理选用】盐补骨脂 12g　麸煨肉豆蔻 6g　醋五味子 6g　制吴茱萸 3g　生姜 6g　大枣 10 枚

【注解】方中补骨脂温补命门之火以温养脾土为君药。补骨脂经炮制后其辛散走窜之性一定程度上被制约，避免了伤阴之弊，并且根据中医基础理论中的“咸入肾经”之说，盐炙引药入肾经，增强补肾纳气作用。故宜选用盐补骨脂。

方中肉豆蔻温中涩肠。肉豆蔻煨制后可除去部分油脂免于滑肠，增强涩肠止泻作用。故宜选用麸煨肉豆蔻。

方中五味子固肾涩肠。醋制能增强酸涩收敛作用，故醋五味子涩精止泻作用更强，多用于遗精滑泄、久泻不止。故宜选用醋五味子。

方中吴茱萸温脾暖胃以散阴寒。吴茱萸生用有小毒，多外用，偏于祛寒燥湿，盐制后毒性降低，且引药入肾。故宜选用制吴茱萸。

第四节 涩精止遗剂

涩精止遗剂适用于肾虚封藏失职，精关不固所致的遗精滑精；或肾气不足，膀胱失约所致的尿频遗尿等症。常以涩精止遗药为主组成。代表方如金锁固精丸、桑螵蛸散、缩泉丸等。

· 金锁固精丸 ·

（《医方集解》）

【组成】沙苑蒺藜炒　芡实蒸　莲须各二两　龙骨酥炙　牡蛎盐水煮一日一夜，煅粉，各一两

【用法】莲子粉糊为丸，盐汤下。

【功用】补肾涩精。

【主治】肾虚不固之遗精。症见遗精滑泄，神疲乏力，腰痛耳鸣，舌淡苔白，脉细弱。

【方解】

君	沙苑蒺藜（沙苑子）	补肾固精止遗
臣	莲子、莲须、芡实	补肾固精
佐	龙骨、牡蛎	收敛固涩，重镇安神

【炮制品的合理选用】盐沙苑子 12g　麸炒芡实 12g　莲须 12g　莲子 6g　煅龙骨 6g先煎　煅牡蛎 6g先煎

【注解】方中沙苑蒺藜补肾固精止遗。沙苑蒺藜盐制后可引药入肾，增强其补肾固精止遗作用，故宜选用盐沙苑子。

方中龙骨、牡蛎收敛固涩，重镇安神。龙骨和牡蛎煅后质地酥脆，便于粉

碎和煎出有效成分，增强了收敛固涩的作用。故宜选用煅龙骨和煅牡蛎。

· 桑螵蛸散 ·

（《本草衍义》）

【组成】桑螵蛸　远志　菖蒲　龙骨　人参　茯神　当归　龟甲酥炙，以上各一两

【用法】上为末，夜卧人参汤调下二钱。

【功用】调补心肾，涩精止遗。

【主治】心肾两虚证。症见小便频数，或尿如米泔色，或遗尿遗精，心神恍惚，健忘，舌淡苔白，脉细弱。

【方解】

君	桑螵蛸	温补肾阳，固精止遗
臣	龙骨	收敛固涩，又镇心安神
	龟甲	滋养肾阴，补心安神
	人参	补益心气，安神定志
佐	茯神	益心气，宁心神
	当归	补心血
	菖蒲（石菖蒲）、远志	安神定志，交通心肾

【炮制品的合理选用】桑螵蛸 10g　煅龙骨 10g先煎　红参 10g另煎　醋龟甲 10g先煎　制远志 10g　茯神 10g　石菖蒲 10g　当归 10g

【注解】方中龙骨收敛固涩，又镇心安神。龙骨煅后质地酥脆，便于粉碎和煎出疗效，增强了收敛固涩的作用。故宜选用煅龙骨。

方中人参补益心气，安神定志。红参经蒸制后，味甘而厚，性偏温，大补元气，复脉固脱、益气摄血，以温补见长。故宜选用红参。

方中醋龟甲滋养肾阴，补心安神。龟甲砂炒醋淬后质变酥脆，易于粉碎，利于煎出有效成分，并能矫臭矫味，补肾健骨、滋阴止血力强。故宜选用醋龟甲。

方中远志安神定志，交通心肾。远志经甘草汁制后能减轻其燥性，协同安

神益智的作用;又能减轻刺喉麻感,以安神益智、交通心肾为主。故宜选用制远志。

第五节 固崩止带剂

固崩止带剂适用于妇女崩中漏下,或带下日久不止等证。常用固崩止带药为主组成。代表方剂如固冲汤、固经丸、易黄汤等。

· 固冲汤 ·

(《医学衷中参西录》)

【组成】白术炒,一两 生黄芪六钱 龙骨煅,捣细,八钱 牡蛎煅,捣细,八钱 萸肉去净核,八钱 生杭芍四钱 海螵蛸捣细,四钱 茜草三钱 棕边炭二钱 五倍子轧细,药汁送服,五分

【用法】水煎服。

【功用】固冲摄血,益气健脾。

【主治】脾肾虚弱,冲脉不固证。症见猝然血崩或月经过多,或漏下不止,色淡质稀,头晕肢冷,心悸气短,神疲乏力,腰膝酸软,舌淡,脉细弱。

【方解】

君	萸肉(山茱萸)	既补益肝肾,又收敛固涩
臣	龙骨、牡蛎	咸涩收敛,合用收涩之力更强,共助君药固涩滑脱
佐	白术	补气健脾,以助健运统摄
	生黄芪	补气升举
	生杭芍(白芍)	养血敛阴
	棕边炭(棕榈炭)、五倍子	味涩收敛,善收敛止血
	海螵蛸、茜草	固摄下焦,既止血,又化瘀,使血止而无留瘀之弊

【炮制品的合理选用】酒萸肉 24g 煅龙骨 24g先煎 煅牡蛎 24g先煎 麸炒白术 30g 黄芪 18g 白芍 12g 海螵蛸 12g 茜草 9g 棕榈炭 6g 五倍子

1.5g

【注解】方中萸肉既补益肝肾，又收敛固涩。山茱萸经酒蒸制后，滋补作用增强，故宜选用酒萸肉。

方中龙骨和牡蛎咸涩收敛，合用收涩之力更强，共助君药固涩滑脱。龙骨和牡蛎煅后质地酥脆，便于粉碎和煎出有效成分，增强了收敛固涩的作用。故宜选用煅龙骨和煅牡蛎。

方中黄芪补气升举。黄芪生用偏于利水消肿、生津养血、行滞通痹、托毒排脓、敛疮生肌，故宜选用黄芪。

方中白术补气健脾，以助健运统摄。麸炒白术缓和燥性，增强健脾作用，故宜选用麸炒白术。

方中白芍养血敛阴。白芍生用偏于养血敛阴、平抑肝阳，故宜选用白芍。

· 固经丸 ·

（《丹溪心法》）

【组成】黄芩炒　白芍炒　龟板炙，各一两　黄柏炒，三钱　椿树根皮七钱半　香附二钱半

【用法】上为末，酒糊丸，如梧桐子大，每服 50 丸，空心温酒或白汤下。

【功用】滋阴清热，固经止血。

【主治】阴虚血热之崩漏。症见月经过多，或崩中漏下，血色深红或紫黑稠黏，手足心热，腰膝酸软，舌红，脉弦数。

【方解】

君	龟板（龟甲）	益肾滋阴而降火
	白芍	敛阴益血以养肝
臣	黄芩	清热止血
	黄柏	泻火坚阴
佐	椿树根皮（椿皮）	固经止血
	香附	调气活血

【炮制品的合理选用】醋龟甲 30g先煎　炒白芍 30g　酒黄芩 30g　盐黄柏 9g　麸炒椿皮 22.5g　醋香附 7.5g

【注解】方中龟甲益肾滋阴而降火。龟甲砂炒醋淬后质变酥脆,易于粉碎,利于煎出有效成分,并能矫臭矫味、补肾健骨,滋阴止血力强。故宜选用醋龟甲。

方中白芍敛阴益血以养肝。炒白芍性稍缓,以养血敛阴作用最强,故宜选用炒白芍。

方中黄芩清热止血。酒黄芩借酒性升散,引药入血分;同时酒性大热,可缓黄芩苦寒之性,以免损伤脾阳,导致腹痛。故宜选用酒黄芩。

方中黄柏泻火坚阴。盐黄柏可缓和苦燥之性,引药入肾,增强滋肾阴、泻相火、退虚热的作用。故宜选用盐黄柏。

方中香附调气活血,防寒凉太过止血留瘀。香附醋炙后,能专入肝经,增强疏肝止痛作用。故宜选用醋香附。

·易黄汤·

(《傅青主女科》)

【组成】山药炒,一两　芡实炒,一两　黄柏盐水炒,二钱　车前子酒炒,一钱　白果碎,十枚

【用法】水煎服。

【功用】固肾止带,清热祛湿。

【主治】肾虚湿热带下。症见带下黏稠量多,色黄如浓茶汁,其气腥秽,舌红,苔黄腻者。

【方解】

君	山药、芡实	补脾益肾,固涩止带
臣	白果	收涩止带,兼除湿热
佐	黄柏	苦寒入肾,清热燥湿
	车前子	甘寒入肾,清热利湿

【炮制品的合理选用】麸炒山药 30g　麸炒芡实 30g　炒白果 12g捣碎　盐黄柏 6g　盐车前子 3g包煎

【注解】方中山药、芡实补脾益肾,固涩止带。山药和芡实用麸炒制后,增强了补脾健胃、益肾固精的作用,故宜选用麸炒山药和麸炒芡实。

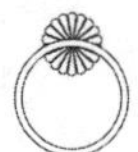

方中白果收涩止带，兼除湿热。生白果有毒，内服用量宜小，白果炒制后毒性降低，故宜选用炒白果。

方中黄柏苦寒入肾，清热燥湿。盐黄柏可缓和苦燥之性，引药入肾，增强滋肾阴、泻相火、退虚热的作用。故宜选用盐黄柏。

方中车前子甘寒入肾，清热利湿。盐车前子泄热作用较强，利尿而不伤阴，能益肝明目。故宜选用盐车前子。

第十章

安神剂

以安神药为主组成，具有安神定志等作用，主治神志不安病症的方剂，统称为安神剂。

神志不安病症分为实证、虚证。以惊狂易怒，烦躁不安为主者，多属实证，遵“惊者平之”（《素问·至真要大论》）之旨，宜重镇安神；若以心悸健忘、虚烦失眠为主者，多属虚证，根据“虚则补之、损者益之”（《素问·阴阳应象大论》）的治疗大法，治宜补养安神。故本章方剂分为重镇安神剂与滋养安神剂两类。

第一节　重镇安神剂

重镇安神剂适用于心肝阳亢、热扰心神证。症见心烦神乱，失眠多梦，惊悸怔忡，癫痫等。常用重镇安神药等为主组方，代表方剂如朱砂安神丸等。

·朱砂安神丸·

（《内外伤辨惑论》）

【组成】朱砂另研，水飞为衣，五钱　甘草五钱半　黄连去须，净，酒洗，六钱　当归二钱半　生地黄一钱半

【用法】上药除朱砂外，四味共为细末，汤浸蒸饼为丸，如黍米大，以朱砂为衣，每服十五丸或二十丸，津唾咽之，食后服。

【功用】镇心安神，清热养血。

【主治】心火亢盛，阴血不足证。症见心神烦乱，失眠多梦，心悸怔忡，或胸中懊憹，舌尖红，脉细数。

【方解】

君	朱砂	专入心经，秉寒降之性，既长于镇心安神，又善清心火
臣	黄连	苦寒，入心经，泻心火以除烦热
佐	生地黄	清热滋阴
	当归	辛甘温润以养血
使	甘草	防朱砂质重碍胃，并调药和中

【炮制品的合理选用】朱砂 0.5g 冲服　黄连 15g　当归 8g　地黄 6g　炙甘草 15g

【注解】方中黄连苦寒，入心经，泻心火以除烦热。黄连生用苦寒之性较强，长于泻火燥湿、解热毒。故宜选用黄连。

方中地黄有甘、寒二性，以清热凉血、养阴生津为主，其清热凉血作用不及鲜地黄，养阴作用强于鲜地黄。故宜选用地黄。

方中当归辛甘温润以养血。当归生用补血活血、润肠通便作用较强。故宜选用当归。

第二节　滋养安神剂

滋养安神剂适用于阴血不足，心神失养证。症见虚烦不眠，心悸怔忡，健忘多梦，舌红少苔等。常以滋养安神药如酸枣仁、柏子仁、五味子、茯神、远志、小麦等为主，配伍滋阴养血药如地黄、当归、麦冬、玄参等组方。代表方如天王补心丹、酸枣仁汤。

· 天王补心丹 ·

（《摄生秘剖》）

【组成】酸枣仁　柏子仁炒　当归身酒洗　天门冬去心　麦门冬去心，各二两　生地黄酒洗，四两　人参去芦　丹参微炒　玄参微炒　白茯苓去皮　五味子烘　桔梗　远志去心，炒，各五钱

【用法】上药为末，炼蜜为丸，如梧桐子大，用朱砂三五钱为衣，空心白滚汤下三钱，或龙眼汤更佳。

【功用】滋阴养血，补心安神。

【主治】阴虚血少，神志不安证。症见心悸怔忡，虚烦失眠，神疲健忘，或梦遗，手足心热，口舌生疮，大便干结，舌红少苔，脉细数。

【方解】

君	生地黄	入心能养血，入肾能滋阴，故能滋阴养血，壮水以制虚火
臣	天门冬(天冬)、麦门冬(麦冬)	滋阴清热
	酸枣仁、柏子仁	养心安神
	当归身	补血润燥，共助地黄滋阴补血，并养心安神
佐	玄参	滋阴降火
	白茯苓、远志	养心安神
	人参	补气以生血，并能安神益智
	五味子	敛心气，安心神
	丹参	清心活血，合补血药使补而不滞，则心血易生
	朱砂	镇心安神，兼治其标
使	桔梗	载药上行，使药力上入心经

【炮制品的合理选用】地黄 120g　天冬 60g　麦冬 60g　炒酸枣仁 60g　炒柏子仁 60g　酒当归 60g　玄参 15g　茯苓 15g　制远志 15g　生晒参 15g另煎　醋五味子 15g　丹参 15g　桔梗 15g

【注解】方中地黄入心能养血，入肾能滋阴，故能滋阴养血，壮水以制虚火。地黄有甘、寒二性，以清热凉血、养阴生津为主，其清热凉血作用不及鲜地黄，养阴作用强于鲜地黄。故宜选用地黄。

方中酸枣仁养心安神。酸枣仁炒后质酥脆，有利于煎出有效成分，性偏温补，宜入温剂，偏于养心敛汗。故宜选用炒酸枣仁。

方中柏子仁养心安神。柏子仁炒制后可避免服后产生滑肠致泻的作用，故宜选用炒柏子仁。

方中远志养心安神。远志经甘草汁制后能减轻其燥性，协同安神益智的作用。又能减轻刺喉麻感，以安神益智、交通心肾为主。故宜选用制远志。

方中人参补气以生血，并能安神益智。此方主治阴虚血少，神志不安证，生晒参相对于红参而言，偏于补气生津，以清补为主。故宜选用生晒参。

方中五味子敛心气，安心神。五味子醋制能增强酸涩收敛作用，故宜选用醋五味子。

·酸枣仁汤·

（《金匮要略》）

【组成】酸枣仁二升　甘草一两　知母二两　茯苓二两　川芎二两

【用法】上五味，以水八升，煮酸枣仁得六升，内诸药，煮取三升，分温三服。

【功用】养血安神，清热除烦。

【主治】肝血不足，虚热内扰证。症见心悸失眠，虚烦不安，头目眩晕，咽干口燥，舌红，脉弦细。

【方解】

君	酸枣仁	甘酸质润，入心、肝之经，养血补肝，宁心安神
臣	茯苓	宁心安神
	知母	苦寒质润，滋阴润燥，清热除烦
佐	川芎	性辛散，调肝血而疏肝气，与大量之炒酸枣仁相伍，可辛散与酸收并用，补血与行血结合，具有养血调肝之妙
使	甘草	和中缓急，调和诸药

【炮制品的合理选用】酸枣仁 15g先煎　知母 6g　茯苓 6g　川芎 6g　甘草 3g

【注解】方中重用酸枣仁为君药，取其甘酸质润，入心、肝之经，养血补肝，宁心安神。酸枣仁生用性平，宜入清剂中。故宜选用酸枣仁。

方中知母苦寒质润，滋阴润燥，清热除烦。知母生用清热泻火，生津润燥，泻肺、胃之水。故宜选用知母。

方中川芎性辛散，调肝血而疏肝气。川芎生用气厚味薄，辛香走窜力强，祛风止痛、活血行气作用也强，故宜选用川芎。

第十一章

开窍剂

凡以芳香开窍药为主组成，具有开窍醒神作用，治疗窍闭神昏证的方剂，统称为开窍剂。

窍闭神昏证多由邪气壅盛、蒙蔽心窍所致。根据闭证的临床表现，可分为热闭和寒闭两种。热闭多由温热邪毒内陷心包，痰热蒙蔽心窍所致，治宜清热开窍，简称凉开；寒闭多因寒湿痰浊之邪或秽浊之气蒙蔽心窍引起，治宜温通开窍，简称温开。因此，开窍剂分为凉开剂和温开剂两类。

第一节　凉开剂

凉开剂适用于温热邪毒内陷心包的热闭证。症见高热，神昏，谵语，甚或痉厥等。其他如中风、惊厥及感触秽浊之气而致突然昏倒、不省人事等属热闭者，亦可选用。临证常用芳香开窍药如麝香、冰片、安息香、郁金等配伍清热药如水牛角、黄连、黄芩、石膏等组成方剂。由于热入心包，扰乱神明，引起神志不安，故常配镇心安神药如朱砂、磁石、琥珀、珍珠等；邪热内陷，灼津为痰，痰浊上蒙，势必加重神昏，故宜配伍清化热痰的胆南星、浙贝母、天竺黄、雄黄等；热盛动风，出现痉厥抽搐者，又须配伍羚羊角、玳瑁之类以凉肝息风。代表方如安宫牛黄丸、紫雪、至宝丹、抱龙丸等。

·安宫牛黄丸·

（《温病条辨》）

【组成】牛黄　郁金　犀角　黄连　黄芩　山栀　朱砂　雄黄各一两　梅片

麝香各二钱五分　珍珠五钱　金箔衣

【用法】上为极细末，炼老蜜为丸，每丸一钱，金箔为衣，蜡护。脉虚者人参汤下，脉实者银花、薄荷汤下，每服1丸。大人病重体实者，日再服，甚至日三服；小儿服半丸，不知，再服半丸。

【功用】清热解毒，开窍醒神。

【主治】邪热内陷心包证。症见高热烦躁，神昏谵语，舌謇肢厥，舌红或绛，脉数有力。亦治中风昏迷，小儿惊厥属邪热内闭者。

【方解】

君	牛黄	苦凉，善清心、肝大热，清心解毒，辟秽开窍
	犀角(水牛角)	咸寒，善入营血，清心安神，凉血解毒
	麝香	芳香走窜，开窍醒神
臣	黄连、黄芩、山栀(栀子)	清热泻火解毒，合牛黄、犀角增其清解心包热毒之力
	梅片(冰片)、郁金	芳香辟秽，化浊通窍，以增麝香开窍醒神之功
佐	雄黄	助牛黄辟秽解毒
	朱砂	镇心安神，兼清心热
	珍珠	清心肝之热，镇惊豁痰
使	炼蜜	和胃调中

【炮制品的合理选用】牛黄30g　水牛角30g　麝香7.5g　郁金30g　黄连30g　朱砂30g　冰片7.5g　珍珠粉15g　炒栀子30g　雄黄30g　黄芩30g

【注解】方中犀角因保护之故，现已禁用，故临床上一般用水牛角代之。

方中黄连、黄芩、栀子清热泻火解毒，合牛黄、犀角增其清解心包热毒之力，其三者生用的清热泻火解毒作用较强，故宜选用黄连、黄芩、栀子。

· 至宝丹 ·

（《灵苑方》引《郑感方》，录自《苏沈良方》）

【组成】生乌犀　生玳瑁　琥珀　朱砂　雄黄各一两　牛黄一分　龙脑一分

麝香一分　安息香一两半，酒浸，重汤煮令化，滤过滓，约取一两净　金银箔各五十片

【用法】上丸如皂角子大，人参汤下一丸，小儿量减。

【功用】化浊开窍，清热解毒。

【主治】痰热内闭心包证。症见神昏谵语，身热烦躁，痰盛气粗，舌绛苔黄垢腻，脉滑数。亦治中风、中暑、小儿惊厥属于痰热内闭者。

【方解】

君	麝香	芳香开窍醒神
	牛黄	豁痰开窍
	生乌犀(水牛角)	清心凉血解毒
臣	安息香、龙脑	辟秽化浊，芳香开窍
	生玳瑁	清热解毒，镇惊安神，可增强牛黄、水牛角清热解毒之力
佐	雄黄	助牛黄豁痰解毒
	琥珀	助麝香通络散瘀而通心窍之瘀阻
	朱砂	镇心安神
	金银箔	加强琥珀、朱砂重镇安神之力

【炮制品的合理选用】水牛角 30g　生玳瑁 30g　琥珀 30g　朱砂 30g　雄黄 30g　牛黄 0.3g　龙脑 0.3g　麝香 0.3g　安息香 30g　金银箔各 50 片

【注解】本方属于传统丸剂，方中中药饮片需要精细粉碎，朱砂应水飞。

第二节　温开剂

温开剂适用于中风、中寒、气郁、痰厥等属于寒邪痰浊内闭之证。症见突然昏倒，牙关紧闭，神昏不语，苔白脉迟等。临证常用芳香开窍药如苏合香、安息香、冰片、麝香等为主，配伍温里行气之品如荜茇、细辛、沉香、丁香、檀香等组方。代表方如苏合香丸。

·苏合香丸·

（《广济方》，录自《外台秘要》）

【组成】吃力伽　光明砂研　麝香　诃梨勒煨　香附子中白　沉香重者　青木香　丁子香　安息香　白檀香　荜茇上者　犀角各一两　薰陆香　苏合香　龙脑香各半两

【用法】上十五味，捣筛极细，白蜜煎，去沫，和为丸。每朝取井华水，服如梧桐子4丸，于净器中研破服。老小每碎一丸服之，冷水、暖水，临时斟量。另取一丸如弹丸，蜡纸裹，绯袋盛，当心带之。忌食生血物、桃、李、雀肉、青鱼、酢等。

【功用】芳香开窍，行气止痛。

【主治】寒闭证。症见突然昏倒，牙关紧闭，不省人事，苔白，脉迟。或心腹卒痛，甚则昏厥。亦治中风及感受时行瘴疠之气等属寒凝气滞之闭证者。

【方解】

君	苏合香、麝香、龙脑香（冰片）、安息香	芳香开窍，辟秽化浊
臣	青木香、香附子（香附）、丁子香（丁香）、沉香、白檀香、薰陆香（乳香）	行气解郁，散寒止痛，理气活血
佐	荜茇	温中散寒，助诸香药以增强驱寒止痛开郁之力
	犀角（水牛角）	清心解毒
	光明砂（朱砂）	重镇安神
	吃力伽（白术）	益气健脾、燥湿化浊
	诃梨勒（诃子）	收涩敛气

【炮制品的合理选用】苏合香50g　人工麝香75g　冰片50g　安息香100g　醋香附100g　沉香100g　木香100g　丁香100g　檀香100g　荜茇100g　水牛角200g　朱砂100g　醋乳香100g　白术100g　诃子肉100g

【注解】方中香附行气解郁。香附醋炙后，能专入肝经，增强疏肝止痛作用。故宜选用醋香附。

方中乳香活血止痛。乳香制后降低其挥发油含量，缓和刺激性，利于服用，便于粉碎；醋炙乳香可增强活血止痛、收敛生肌的功效，并可矫臭矫味。故宜选用醋乳香。

·紫金锭·

(《片玉心书》)

【组成】雄黄一两　五倍子三两　山慈菇去皮,洗净,焙,三两　红芽大戟净,焙,干燥,一两半　千金子一名续随子,去壳.研,去油取霜,一两　朱砂一两　麝香三钱

【用法】为末,糯米糊作锭子,磨水搽。

【功用】消肿止痛。

【主治】

1. 中暑时疫。症见脘腹胀闷疼痛,恶心呕吐,泄泻及小儿痰厥。
2. 外敷治疗疮疖肿,虫咬损伤,无名肿毒,以及痄腮、丹毒、喉风等。

【方解】

君	麝香	芳香开窍,行气止痛
	山慈菇	清热消肿
臣	雄黄	辟秽解毒
佐	千金子、红芽大戟(红大戟)	逐痰消肿
	朱砂	重镇安神
	五倍子	涩肠止泻

【炮制品的合理选用】麝香3g　山慈菇200g　雄黄粉20g　千金子霜100g　醋红大戟150g　朱砂40g　五倍子100g

【注解】方中千金子逐痰消肿。千金子生品有毒性,制霜后可降低毒性、缓和峻下作用,保证临床用药安全。故宜选用千金子霜。

方中红大戟逐痰消肿。醋炙后能降低毒性,缓和峻泻作用。故宜选用醋红大戟。

第十二章

理气剂

以理气药为主组成，具有行气或降气的功用，用于治疗气滞或气逆病证的方剂，统称理气剂。属于“八法”中的消法。

气机升降失常可分为气虚、气陷、气滞、气逆四类。气虚证和气逆证的方剂已在补益剂中介绍。本章方剂主要适用于气滞和气逆的证候。气滞即气机阻滞，多为肝气郁滞或脾胃气滞，治宜行气以调之；气逆即气机上逆，多见肺气上逆或胃气上逆，治当降气以平之。理气剂相应地分为行气剂与降气剂两类。

第一节　行气剂

行气剂适用于气机郁滞的病证，以脾胃气滞证和肝郁气滞证多见。脾胃气滞多见脘腹胀满，嗳气吞酸，呕恶食少，大便不调等症，治疗常选用行气宽中之药，如以陈皮、厚朴、木香、枳壳、砂仁等为主组方；肝气郁滞多见有胸胁或少腹胀痛，或疝气痛，或月经不调、痛经等症，治疗常选用疏肝理气之药如香附、乌药、川楝子、青皮、郁金等为主组方。代表方有越鞠丸、柴胡疏肝散、半夏厚朴汤等。

· 越鞠丸 ·

（《丹溪心法》）

【组成】香附　苍术　川芎　栀子　神曲各等分

【用法】上为末，水泛为丸如绿豆大。

【功用】行气解郁。

【主治】六郁证。症见胸膈痞闷，脘腹胀痛，嗳腐吞酸，恶心呕吐，饮食不消。

【方解】

君	香附	行气解郁
臣佐	川芎	血中之气药，功善行气活血，以解血郁
	苍术	燥湿运脾，以解湿郁
	栀子	清热泻火，以解火郁
	神曲	消食和胃，以解食郁

【炮制品的合理选用】醋香附 6g 川芎 6g 麸炒苍术 6g 炒栀子 6g 焦神曲 6g

【注解】方中香附行气解郁作用，为君药。香附醋炙后，能专入肝经，增强疏肝止痛作用，故宜选用醋香附。

方中川芎为血中之气药，功善行气活血，以解血郁。川芎生用气厚味薄，辛香走窜力强，祛风止痛、活血行气作用也强，故宜选用川芎。

方中苍术燥湿运脾，以解湿郁。苍术麸炒后辛性减弱，燥性缓和，增强其健脾和胃的作用，故宜选用麸炒苍术。

方中栀子清热泻火，以解火郁。栀子生品偏于泻火利湿、凉血解毒，炒制后以缓和其苦寒之性，用于热较盛者，具有泻热除烦的功效。故宜选用炒栀子。

方中神曲消食和胃，以解食郁。焦神曲多用于健脾和胃，消食调中。故宜选用焦神曲。

· 柴胡疏肝散 ·

（《证治准绳》）

【组成】柴胡 陈皮醋炒，各二钱 川芎 香附 芍药 枳壳麸炒，各一钱半 甘草炙，五分

【用法】水二盅，煎八分，食前服。

【功用】疏肝解郁，行气止痛。

【主治】肝气郁滞证。症见胁肋疼痛，胸闷喜太息，情志抑郁或易怒，或嗳

气，脘腹胀满，脉弦。

【方解】

君	柴胡	苦辛微寒，入肝胆经，条达肝气而疏郁结
臣	香附	微苦辛平，入肝经，长于疏肝行气止痛
	川芎	味辛气温，入肝胆经，行气活血，开郁止痛
佐	陈皮	理气行滞而和胃
	枳壳	行气止痛以疏理肝脾
	芍药（白芍）	养血柔肝，缓急止痛，与柴胡相伍，养肝之体，利肝之用，且防诸辛香之品耗伤气血
使	甘草	补脾和胃益气，与白芍相合，则增缓急止痛之功，且调和药性

【炮制品的合理选用】醋柴胡 6g　醋香附 4.5g　川芎 4.5g　醋陈皮 6g　麸炒枳壳 4.5g　酒白芍 4.5g　蜜甘草 1.5g

【注解】方中柴胡苦辛微寒，入肝胆经，条达肝气而疏郁结。柴胡醋炙后能缓和升散之性，增强疏肝止痛之功。故宜选用醋柴胡。

方中香附微苦辛平，入肝经，长于疏肝行气止痛。香附醋炙之后，增强疏肝止痛及消积化郁作用。故宜选用醋香附。

方中川芎味辛气温，入肝胆经，行气活血，开郁止痛。川芎生用气厚味薄，辛香走窜力强，祛风止痛、活血行气作用也强。故宜选用川芎。

方中陈皮理气行滞而和胃。陈皮醋炒以入肝行气，故宜选用醋陈皮。

方中枳壳行气止痛以疏理肝脾。枳壳麸炒以缓和峻烈之性，长于理气消食，用于食积痞满，胁肋疼痛。故宜选用麸炒枳壳。

方中芍药养血柔肝，缓急止痛。芍药酒炒降低酸寒之性，易入血分，增强和中缓急、止痛作用。故宜选用酒白芍。

方中甘草补脾和胃益气，与白芍相合，则增缓急止痛之功，且调和药性。甘草蜜炙后，以补脾和胃、益气复脉力胜，补益作用最强。故宜选用蜜甘草。

· 枳实薤白桂枝汤 ·

(《金匮要略》)

【组成】枳实四枚　厚朴四两　薤白半升　桂枝一两　瓜蒌捣,一枚

【用法】以水五升,先煮枳实、厚朴,取二升,去滓,内诸药,煮数沸,分三次温服。

【功用】通阳散结,下气祛痰。

【主治】胸痹。症见胸阳闭阻,气结在胸。胸满而痛,心中痞气,气从胁下上逆抢心,舌苔白腻,脉沉弦或紧。

【方解】

君	瓜蒌	味甘性寒入肺,涤痰散结,开胸通痹
	薤白	辛温,通阳散结,化痰散寒
臣	枳实	下气破结,消痞除满
	厚朴	燥湿化痰,下气除满
佐	桂枝	通阳散寒,降逆平冲

【炮制品的合理选用】瓜蒌 12g　薤白 9g　枳实 12g　厚朴 12g　桂枝 6g

【注解】方中枳实下气破结,消痞除满。枳实生用作用较为峻烈,长于破气消痰,故宜选用枳实。

方中厚朴燥湿化痰,下气除满。厚朴生用药力峻烈,故宜选用厚朴。

· 半夏厚朴汤 ·

(《金匮要略》)

【组成】半夏一升　厚朴三两　茯苓四两　生姜五两　苏叶二两

【用法】上五味,以水七升,煮取四升,分温四服,日三夜一服。

【功用】行气散结,降逆化痰。

【主治】梅核气。症见咽中如有物阻,咯吐不出,吞咽不下,胸膈满闷,或咳或呕,舌苔白润或白滑,脉弦缓或弦滑。

【方解】

君	半夏	辛温入肺胃，化痰散结，降逆和胃
臣	厚朴	苦辛性温，下气除满
	茯苓	渗湿健脾，湿去则痰无由生
佐	生姜	辛温散结，和胃止呕，且制半夏之毒
	苏叶（紫苏叶）	芳香行气，理肺疏肝，助厚朴以行气宽胸、宣通郁结之气

【炮制品的合理选用】姜半夏 12g　姜厚朴 12g　茯苓 12g　生姜 15g　紫苏叶 6g

【注解】方中半夏辛温入肺胃，化痰散结，降逆和胃。半夏用白矾、生姜加工后，不仅降低了半夏毒性，也增强了半夏温中止呕之效。故姜半夏善于止呕，以温中化痰、降逆止呕为主。故宜选用姜半夏。

方中厚朴下气除满。厚朴姜炙后可消除对咽喉的刺激性，并能增强宽中和胃的功效。故宜选用姜厚朴。

· 金铃子散 ·

（《太平圣惠方》，录自《袖珍方》）

【组成】金铃子　延胡索各一两

【用法】上为末，每服二三钱，酒调下，温汤亦可。

【功用】疏肝泄热，活血止痛。

【主治】肝郁化火证。症见胸腹胁肋诸痛，时发时止，口苦，或痛经，或疝气痛，舌红苔黄，脉弦数。

【方解】

君	金铃子（川楝子）	味苦性寒，入肝、胃、小肠经，疏肝行气，清泄肝火而止痛
臣佐	延胡索	苦辛性温，行气活血止痛

【炮制品的合理选用】炒川楝子 9g　醋延胡索 9g

【注解】方中川楝子味苦性寒，入肝、胃、小肠经，疏肝行气，清泄肝火而止痛。川楝子炒后可缓和苦寒之性，降低毒性，并减轻滑肠之弊，以疏肝理气力胜。故宜选用炒川楝子。

方中延胡索苦辛性温,行气活血止痛。延胡索醋炙后增强行气止痛作用,故宜选用醋延胡索。

· 天台乌药散 ·

(《医学发明》)

【组成】天台乌药　木香　小茴香微炒　青皮汤浸,去白,焙　良姜炒,各半两　槟榔锉,二个　川楝子十个　巴豆微炒,七十粒

【用法】上八味,先将巴豆微打破,同川楝子用麸炒,候黑色,去巴豆及麸不用,令诸药为末,和匀,每服一钱温酒送下。

【功用】行气疏肝,散寒止痛。

【主治】寒凝气滞证。症见小肠疝气,少腹痛引睾丸,喜暖畏寒,舌淡,苔白,脉沉弦。

【方解】

君	天台乌药	辛温,入肝经,行气疏肝,散寒止痛
臣	青皮	疏肝行气
	木香	理气止痛
	小茴香	暖肝散寒
	良姜(高良姜)	散寒止痛
佐	槟榔	下气导滞,能直达下焦而破坚
	川楝子	疏肝理气止痛
使	巴豆	既可制其苦寒之性,又能增其行气散结之力

【炮制品的合理选用】乌药 15g　醋青皮 15g　木香 15g　盐小茴香 15g　高良姜 15g　槟榔 9g　炒川楝子 15g

【注解】方中青皮疏肝行气。青皮经醋炙后辛烈之性得到缓和,并且舒肝止痛、消积化滞的功效增强。故宜选用疏肝行气。

方中木香理气止痛。木香生用偏于行气止痛,故宜选用木香。

方中小茴香暖肝散寒。盐炙后辛散作用稍缓，专于下行，取其暖肾散寒止痛。故宜选用盐小茴香。

方中川楝子疏肝理气止痛。川楝子性苦寒，炒后缓和苦寒之性，降低毒性，并减轻滑肠之弊，以疏肝理气力胜。故宜选用炒川楝子。

· 暖肝煎 ·

（《景岳全书》）

【组成】当归二三钱　枸杞子三钱　小茴香二钱　肉桂一二钱　乌药二钱　沉香木香亦可，一钱　茯苓二钱

【用法】水一盅，加生姜三五片，煎七分，食远温服。

【功用】温补肝肾，行气止痛。

【主治】肝肾不足，寒滞肝脉证。症见睾丸冷痛，或小腹疼痛，疝气痛，畏寒喜暖，舌淡苔白，脉沉迟。

【方解】

君	肉桂	辛甘大热，温肾暖肝，祛寒止痛
	小茴香	暖肾散寒，理气止痛
臣	当归	辛甘性温，养血补肝
	枸杞子	味甘性平，补肝益肾
	乌药、沉香	辛温散寒，行气止痛，以去阴寒冷痛之标
佐	茯苓	甘淡，渗湿健脾
	生姜	辛温，散寒和胃

【炮制品的合理选用】肉桂 3g　盐小茴香 6g　当归 6g　枸杞子 9g　乌药 6g　沉香 3g冲服　茯苓 6g　生姜 6g

【注解】方中小茴香暖肾散寒，理气止痛。小茴香盐炙后辛散作用稍缓，专于下行，擅长温肾祛寒、疗疝止痛。故宜选用盐小茴香。

第二节 降气剂

降气剂适用于肺气上逆或胃气上逆等上逆之证。肺气上逆以咳喘为主症，常选用降气平喘药如紫苏子、厚朴、苦杏仁、款冬花、紫菀为主组方；胃气上逆以呃逆、呕吐、嗳气等为主症，常选用降逆下气药如旋覆花、赭石、半夏、竹茹、丁香、柿蒂等为主组方。代表方有苏子降气汤、定喘汤、旋覆代赭汤等。

·苏子降气汤·

（《太平惠民和剂局方》）

【组成】紫苏子　半夏汤洗七次，各二两半　川当归去芦，两半　甘草炒，二两　前胡去芦　厚朴去粗皮，姜汁拌炒，各一两　肉桂去皮，一两半

【用法】上为细末，每服二大钱，水一盏半，入生姜二片，枣子一个，紫苏五叶，同煎至八分，去滓热服，不拘时候。

【功用】降气平喘，祛痰止咳。

【主治】上实下虚之喘咳证。症见喘咳痰多，胸膈满闷，喘咳短气，呼多吸少，或腰疼脚软，肢体倦怠，或肢体浮肿，舌苔白滑或白腻，脉弦滑。

【方解】

君	紫苏子	辛温而不燥，质润而降，善于降上逆之肺气，消壅滞之痰涎，为治痰逆咳喘之要药
臣	半夏	燥湿化痰
佐	厚朴	降逆平喘，宽胸除满
	前胡	降气祛痰，且具辛散之性，与诸药相伍，降逆化痰中兼宣肺气
	肉桂	温肾纳气
	川当归	辛甘温润，既止咳逆上气，又可养血补虚，以助肉桂温补下元
使	生姜、苏叶（紫苏叶）	宣肺散寒
	大枣、甘草	调和药性

【炮制品的合理选用】炒紫苏子 9g　清半夏 9g　姜厚朴 6g　肉桂 3g　前胡 6g　当归 6g　甘草 6g　生姜 3g　大枣 1 枚　紫苏叶 3g

【注解】方中紫苏子辛温而不燥，质润而降，善于降上逆之肺气，消壅滞之痰涎，为治痰逆咳喘之要药。紫苏子炒后可缓和辛散之性，温肺降气作用较强，提高有效成分煎出效果。故宜选用炒紫苏子。

方中半夏燥湿化痰。半夏用白矾加工后，性温而燥，燥湿化痰之力最强，故宜选用清半夏。

方中厚朴降逆平喘，宽胸除满。厚朴姜炙后可减轻对咽喉的刺激性，增强降逆平喘的功效，故宜选用姜厚朴。

· 定喘汤 ·

（《摄生众妙方》）

【组成】白果去壳砸碎，炒黄色，二十一枚　麻黄三钱　苏子二钱　甘草一钱　款冬花三钱　杏仁去皮、尖，一钱五分　桑白皮蜜炙，三钱　黄芩微炒，一钱五分　法制半夏如无，用甘草汤泡七次，去脐用，三钱

【用法】水三盅，煎二盅，作二服。每服一盅，不用姜，不拘时候，徐徐服。

【功用】宣降肺气，清热化痰。

【主治】痰热内蕴，风寒外束之哮喘。症见咳喘痰多气急，质稠色黄，或微恶风寒，舌苔黄腻，脉滑数。

【方解】

君	麻黄	疏散风寒，宣肺平喘
	白果	敛肺定喘 二药配伍，一散一收，既能增强平喘之效，又能宣肺而不耗气，敛肺而不留邪
臣	桑白皮	泻肺平喘
	黄芩	清热化痰
佐	杏仁（苦杏仁）、苏子（紫苏子）、法制半夏（法半夏）、款冬花	降气平喘，化痰止咳
使	甘草	调药和中，且能止咳

【炮制品的合理选用】蜜麻黄 9g 炒白果仁 9g 蜜桑白皮 9g 酒黄芩 4.5g 炒紫苏子 6g 蜜款冬花 9g 燀苦杏仁 4.5g 法半夏 9g 甘草 3g

【注解】方中麻黄疏散风寒,宣肺平喘。麻黄经蜜炙后味甘而微苦,性温偏润,辛散发汗作用缓和,蜂蜜与麻黄的止咳平喘的功效起协同作用,从而增强宣肺平喘止咳的效力。故宜选用蜜麻黄。

方中白果仁敛肺定喘。生白果有毒,内服用量宜小,白果仁炒制后毒性降低,故宜选用炒白果仁。

方中桑白皮泻肺平喘。桑白皮蜜炙后性寒偏润,能缓和寒泻之性,并可润肺止咳。故宜选用蜜桑白皮。

方中黄芩清热化痰。黄芩酒制后借酒性升散,引药入血分,并可向上升腾和外行,同时酒性大热,可缓黄芩苦寒之性,以免损伤脾阳。故宜选用酒黄芩。

方中紫苏子降气平喘。紫苏子炒制后可缓和辛散之性,提高有效成分煎出效果,增强温肺降气作用。故宜选用炒紫苏子。

方中款冬花化痰止咳。款冬花蜜炙,取其增强润肺止咳的功效,故宜选用蜜款冬花。

方中苦杏仁散寒止咳。苦杏仁生用偏于润肺止咳、润肠通便,燀法制后有杀酶保苷的作用,炒制后,温性增强,毒性降低,偏于温肺散寒。故宜选用燀苦杏仁。

方中半夏燥湿化痰。用甘草、石灰加工后,不仅减轻了半夏的毒性,也增强了半夏的祛痰止咳作用,故法半夏长于燥湿化痰。故宜选用法半夏。

方中甘草调药和中,且能止咳。甘草生用,清热解毒、祛痰止咳力胜,用于清热剂和止咳剂。故宜选用甘草。

· 小半夏汤 ·

(《金匮要略》)

【组成】半夏一升 生姜半斤

【用法】以水七升,煮取一升半,分温再服。

【功用】化痰散饮,和胃降逆。

【主治】痰饮呕吐。症见呕吐痰涎,口不渴,或干呕呃逆,谷不得下,小便自利，舌苔白滑。

【方解】

君	半夏	燥湿化痰涤饮，降逆和中止呕
臣	生姜	辛温，降逆止呕，又温胃散饮，为呕家之圣药，且制半夏之毒

【炮制品的合理选用】姜半夏 20g　生姜 10g

【注解】方中半夏燥湿化痰涤饮，降逆和中止呕。半夏用白矾生姜加工后，不仅减轻了半夏毒性，也增强了半夏温中止呕之效，故姜半夏善于止呕，以温中化痰、降逆止呕为主。故宜选用姜半夏。

· 旋覆代赭汤 ·

（《伤寒论》）

【组成】旋覆花三两　人参二两　代赭石一两　甘草炙，三两　半夏洗，半升　生姜五两　大枣擘，十二枚

【用法】以水一斗，煮取六升，去滓再煎，取三升，温服一升，日三服。

【功用】降逆化痰，益气和胃。

【主治】胃虚痰阻气逆证。症见胃脘痞闷或胀满，按之不痛，频频嗳气，或见纳差、呃逆、恶心，甚或呕吐，舌苔白腻，脉缓或滑。

【方解】

君	旋覆花	苦辛咸温，其性主降，功善下气消痰，降逆止噫
臣	代赭石（赭石）	重坠降逆，与君药相伍，降逆下气化痰
佐	半夏	祛痰散结，降逆和胃
	生姜	一为和胃降逆增其止呕之功，二为宣散水气以助祛痰之力
	人参、大枣、甘草	甘温益气，健脾养胃，以治中虚气弱之本
使	甘草	补脾和胃，调和药性

【炮制品的合理选用】蜜旋覆花 9g包煎　煅赭石 3g先煎　姜半夏 9g　红参 6g另煎　蜜甘草 9g　生姜 15g　大枣 4 枚

【注解】方中旋覆花苦辛咸温，其性主降，功善下气消痰，降逆止噫，重用为君。蜜炙后能增强旋覆花向下之力，不仅能助其润肺祛痰、止咳平喘，而且善补中下气。故宜选用蜜旋覆花。

方中赭石重坠降逆，与君相伍，降逆下气化痰。赭石煅制后降低了苦寒之性，增强了平肝止血作用，并可使质地酥脆，易于粉碎和煎出有效成分。故宜选用煅赭石。

方中半夏祛痰散结，降逆和胃。半夏用白矾、生姜加工后，不仅降低了半夏毒性，也增强了半夏温中止呕之效，故姜半夏善于止呕，以温中化痰降逆止呕为主。故宜选用姜半夏。

方中人参甘温益气，健脾养胃，以治中虚气弱之本。红参经蒸制后，味甘而厚，性偏温，大补元气，复脉固脱、益气摄血。故宜选用红参。

方中甘草补脾和胃，调和药性。甘草蜜炙后，以补脾和胃、益气复脉力胜，故宜选用蜜甘草。

· 橘皮竹茹汤 ·

(《金匮要略》)

【组成】橘皮二升　竹茹二升　大枣三十枚　生姜半斤　甘草五两　人参一两

【用法】上六味，以水一升，煮取三升，温服一升，日三服。

【功用】降逆止呃，益气清热。

【主治】胃虚有热之呃逆。症见呃逆或干呕，虚烦少气，口干，舌红嫩，脉虚数。

【方解】

君	橘皮(陈皮) 竹茹	辛苦而温，行气和胃以止呃 清热安胃以止呕 二药相伍，既能降逆止呃，又可清热和胃、止呕
臣	生姜 人参	和胃止呕，助君药以降逆止呃 益气补中

续表

佐	甘草、大枣	益气补脾和胃，合人参补中以治胃气之虚
	生姜	与大枣为伍，调和脾胃
使	甘草	调和药性

【炮制品的合理选用】陈皮 12g　姜竹茹 12g　生晒参 3g另煎　生姜 9g　甘草 6g　大枣 5 枚

【注解】方中竹茹清热安胃以止呕。竹茹姜炙后，可缓解竹茹的微寒之性，能增强降逆止呕的功效。故宜选用姜竹茹。

方中人参益气补中。该方主治胃虚有热之呃逆，生晒参偏于补气生津，以清补为主。故宜选用生晒参。

方中甘草益气补脾和胃。甘草生用，清热解毒、祛痰止咳力胜，用于清热剂和止咳剂。该方功用为降逆止呕、益气清热，故宜选用甘草。

第十三章

理血剂

凡以理血药为主，具有活血化瘀或止血作用，治疗瘀血证或出血证的方剂，统称理血剂。

血主于心，藏于肝，统于脾。若血行不畅，瘀蓄内阻，或血不循经，离经妄行，或亏损不足，均可形成瘀血、出血、血虚等证。血瘀证治宜活血祛瘀，出血证治宜止血为主，血虚证则当补血。因补血剂已在补益剂中叙述，故本章方剂分为活血祛瘀剂与止血剂两类。

第一节　活血祛瘀剂

活血化瘀剂适用于蓄血及各种瘀血阻滞病症。主要症状为刺痛有定处，舌紫黯，舌上有青紫斑或紫点，腹中或其他部位有肿块，疼痛拒按，按之坚硬，固定不移等。组方药物常以活血祛瘀药如桃仁、红花、赤芍、丹参、川芎等为主，或加行气之品配伍组方。代表方有桃核承气汤、血府逐瘀汤等。

·桃核承气汤·

（《伤寒论》）

【组成】桃仁去皮尖，五十个　大黄四两　桂枝去皮，二两　甘草炙，二两　芒硝二两

【用法】上四味，以水七升，煮取二升半，去渣，内芒硝，更上火，微沸，下火，先食，温服五合，日三服，当微利。

【功用】逐瘀泄热。

【主治】下焦蓄血证。症见少腹急结，小便自利，神志如狂，甚则谵语烦躁，

至夜发热；以及血瘀经闭，痛经，脉沉实而涩者。

【方解】

君	桃仁、大黄	活血破瘀，下瘀泄热，瘀热并治
臣	芒硝	泄热软坚，助大黄下瘀泄热
	桂枝	通行血脉，既助桃仁活血祛瘀，又防芒硝、大黄寒凉凝血之弊
佐使	甘草	护胃安中，并缓诸药之峻烈

【炮制品的合理选用】燀桃仁 12g　大黄 12g后下　桂枝 6g　芒硝 6g冲服　蜜甘草 6g

【注解】方中桃仁活血破瘀。按原注“去皮尖”，宜选用燀桃仁。

方中大黄下瘀泄热。大黄生用，清热泻火，凉血解毒，逐瘀通经，用于实热积滞便秘，肠痈腹痛，瘀血经闭，产后瘀阻等。故宜选用大黄。大黄用其泻下之功效，入煎剂不宜久煎，应后下。

方中芒硝泄热软坚。选用芒硝。芒硝易溶于水，故不与其他药物同煎，而在汤成后将芒硝溶入(即冲服)。

方中甘草护胃安中，并缓诸药之峻烈。蜜甘草味甘，性温，以补脾和胃、益气复脉力胜。故宜选用蜜甘草。

· 血府逐瘀汤 ·

(《医林改错》)

【组成】桃仁四钱　红花三钱　当归三钱　生地黄三钱　川芎一钱半　赤芍二钱　牛膝三钱　桔梗一钱半　柴胡一钱　枳壳二钱　甘草二钱

【用法】水煎服。

【功用】活血化瘀，行气止痛。

【主治】胸中血瘀证。症见胸痛，头痛，日久不愈，痛如针刺而有定处，或呃逆日久不止，或饮水即呛，干呕，或内热瞀闷，或心悸怔忡，失眠多梦，急躁易怒，入暮潮热，唇暗或两目黯黑，舌质暗红，或舌有瘀斑、瘀点，脉涩或弦紧。

【方解】

君	桃仁	破血行滞润燥
	红花	活血祛瘀止痛
臣	赤芍、川芎	助君药活血祛瘀
	牛膝	活血通经，祛瘀止痛，引血下行
佐	生地黄、当归	养血益阴，清热活血
	桔梗、枳壳	一升一降，宽胸行气
	柴胡	疏肝解郁，升达清阳
使	桔梗	载药上行
	甘草	调和诸药

【炮制品的合理选用】烊桃仁 12g 红花 9g 赤芍 6g 川芎 4.5g 牛膝 9g 当归 9g 地黄 9g 桔梗 4.5g 麸炒枳壳 6g 醋柴胡 3g 甘草 6g

【注解】方中桃仁活血破瘀。宜选用烊桃仁。

方中川芎活血祛瘀，行气止痛。川芎生用，活血行气，祛风止痛，常用于月经不调、经闭痛经。故宜选用川芎。

方中牛膝活血通经，祛瘀止痛，引血下行。牛膝（怀牛膝）主要作用是逐瘀通经，补肝肾，强筋骨，利尿通淋，引血下行。而川牛膝作用是逐瘀通经，通利关节，利尿通淋。故宜选用牛膝。有些著作中推荐本方剂选用川牛膝，实为不妥。

方中生地黄养血益阴，清热。本方出自清代，“生地黄”可指今地黄或鲜地黄，方中地黄功效偏于养阴，故宜选用地黄。

方中当归养血活血。当归生用，有补血活血、调经止痛、润肠通便之效。故宜选用当归。

方中枳壳下气宽中。枳壳麸炒可缓其烈性，故宜选用麸炒枳壳。

方中柴胡疏肝解郁，升举阳气，以疏肝止痛为主。柴胡醋炙后能缓和升散之性，增强疏肝止痛作用。故宜选用醋柴胡。

方中甘草调和诸药。甘草生用偏于缓急止痛，调和诸药。故宜选用甘草。

· 补阳还五汤 ·

（《医林改错》）

【组成】黄芪生，四两　当归尾二钱　赤芍一钱半　地龙去土，一钱　川芎一钱　红花一钱　桃仁一钱

【用法】水煎服。

【功用】补气，活血，通络。

【主治】中风之气虚血瘀证。症见半身不遂，口眼㖞斜，语言謇涩，口角流涎，小便频数或遗尿失禁，舌黯淡，苔白，脉缓无力。

【方解】

君	黄芪	大补脾胃元气
臣	当归尾	活血化瘀
佐	川芎、赤芍、桃仁、红花	助当归尾活血祛瘀
	地龙	通经活络

【炮制品的合理选用】黄芪 120g　当归尾 3g　赤芍 5g　酒地龙 3g　川芎 3g　红花 3g　焯桃仁 3g

【注解】方中黄芪大补脾胃之元气。因本方黄芪用量大，如用蜜炙品则滋腻碍胃，故不宜用蜜黄芪，宜选用黄芪。

方中当归尾活血化瘀而不伤血。当归生用，补血活血；当归尾长于活血。故宜选用当归尾。

方中川芎助当归尾活血祛瘀。川芎生用，活血行气。故宜选用川芎。

方中桃仁助当归尾活血祛瘀。宜选用焯桃仁。

方中地龙通经活络。地龙酒炒后质地酥脆，便于粉碎和煎出有效成分，还可矫正不良气味，便于服用，并增强通经活络、祛瘀止痛的作用。故宜选用酒地龙。

·复元活血汤·

（《医学发明》）

【组成】柴胡半两　瓜蒌根　当归各三钱　红花　甘草　穿山甲炮，各二钱　大黄酒浸，一两　桃仁酒浸，去皮尖，研如泥，五十个

【用法】除桃仁外，锉如麻豆大，每服一两，水一盏半，酒半盏，同煎至七分，去滓，大温服之，食前。以利为度，得利痛减，不尽服。

【功用】活血祛瘀，疏肝通络。

【主治】跌打损伤，胁下瘀血证。症见胁肋瘀肿，痛不可忍。

【方解】

君	柴胡	疏肝理气，兼引诸药入肝经
	大黄	荡涤瘀血，引瘀血下行
臣	当归、桃仁、红花	活血祛瘀，消肿止痛
佐	穿山甲	破瘀通络
	瓜蒌根（天花粉）	祛瘀清热，散结消肿
使	甘草	缓急止痛，调和诸药

【炮制品的合理选用】醋柴胡 9g　天花粉 9g　当归 6g　红花 6g　炒甘草 6g　炮山甲 6g　酒大黄 12g　焯桃仁 9g

【注解】方中柴胡疏肝理气，引药入肝经。柴胡醋炙后增强疏肝止痛作用。故宜选用醋柴胡。

方中大黄荡涤瘀血，引瘀血下行。大黄酒炙后，其泻下作用稍缓，活血祛瘀作用增强。故宜选用酒大黄。

方中当归活血祛瘀。当归生用补血活血。故宜选用当归。

方中桃仁活血祛瘀。按原注“去皮尖”，宜选用焯桃仁。

方中穿山甲破瘀通络。穿山甲砂烫后质地酥脆，易于煎出有效成分。故宜选用炮山甲。

方中瓜蒌根，即今之天花粉。

方中甘草缓急止痛，调和诸药。甘草炒后寒性降低，甘缓之性增强，缓急止痛、调和诸药力胜。故宜选用炒甘草。

· 温经汤 ·

（《金匮要略》）

【组成】吴茱萸三两　桂枝二两　当归二两　芍药二两　阿胶二两　麦冬去心，一升　川芎二两　牡丹皮去心，二两　人参二两　半夏半升　生姜二两　甘草二两

【用法】水煎，阿胶烊冲，早晚分2次温服。

【功用】温经散寒，养血祛瘀。

【主治】冲任虚寒、瘀血阻滞证。症见漏下不止，血色暗而有块，淋漓不畅，或月经超前或延后，或逾期不止，或一月数行，或经停不至，而见少腹里急，腹满，傍晚发热，手心烦热，唇口干燥，舌质黯红，脉细而涩。亦治妇人宫冷，久不受孕。

【方解】

君	吴茱萸、桂枝	温经散寒，通利血脉
臣	当归、川芎	活血祛瘀，养血调经
	牡丹皮	活血散瘀
佐	阿胶、芍药（白芍）、麦冬	养血调经，滋阴润燥，并制吴茱萸、桂枝之温燥
	人参、甘草	益气健脾
	半夏、生姜	辛开散结，通降胃气
使	甘草	调和诸药

【炮制品的合理选用】制吴茱萸9g　桂枝6g　当归6g　川芎6g　牡丹皮6g　白芍6g　阿胶6g烊化　麦冬9g　红参6g另煎　清半夏6g　生姜6g　炒甘草（或蜜甘草）6g

【注解】方中吴茱萸散寒止痛。吴茱萸有小毒，内服多以甘草水制。故宜选用制吴茱萸。

方中当归活血祛瘀，养血调经。当归生用补血活血，调经止痛。故宜选用当归。

方中川芎活血止痛。川芎生用活血行气，祛风止痛。故宜选用川芎。

方中阿胶养血止血润燥。非炮制品阿胶长于滋阴补血。故宜选用阿胶，用时烊化。

方中芍药养血调经。按成书年代，芍药应为白芍。白芍生用长于养血敛阴。

故宜选用白芍。

方中人参益气补中，以资生化之源。生晒参和红参临床作用相似，可以互用，但生晒参偏于补气生津，以清补为主；红参大补元气，复脉固脱、摄血作用较强。故宜选用红参，用时另煎。

方中甘草益气健脾，兼调和诸药。甘草炒后甘缓之性增强，缓急止痛、调和诸药力胜；蜜炙补益作用最强，用于补脾和胃。故宜选用炒甘草或蜜甘草。

· 生化汤 ·

（《傅青主女科》）

【组成】全当归八钱　川芎三钱　桃仁去皮尖，研，十四枚　干姜炮黑，五分　甘草炙，五分

【用法】黄酒、童便各半煎服。

【功用】养血祛瘀，温经止痛。

【主治】血虚寒凝，瘀血阻滞证。症见产后恶露不行，小腹冷痛。

【方解】

君	全当归	补血活血，化瘀生新
臣	川芎	活血行气
	桃仁	活血祛瘀
佐	干姜	温经散寒止痛
	黄酒	温散以助药力
使	甘草	调和诸药

【炮制品的合理选用】当归 24g　川芎 9g　焯桃仁 6g　炮姜 2g　炒甘草 2g　黄酒适量

【注解】方中当归补血活血，化瘀生新。当归生用活血补血，调经止痛。故宜选用当归。

方中川芎活血行气。川芎生用活血行气，祛风止痛。故宜选用川芎。

方中桃仁活血祛瘀。按原注“去皮尖”，宜选用焯桃仁。

方中干姜温经散寒止痛。炮姜温经、止痛作用较强，多用于妇科。炮姜温

里作用不及干姜迅速，但作于缓和而持久，温经止痛作用独有。故宜选用炮姜。

方中甘草调和诸药。甘草炒后甘缓之性增强，缓急止痛、调和诸药力胜。故宜选用炒甘草。

· 失笑散 ·

（《太平惠民和剂局方》）

【组成】五灵脂酒研，淘去沙土　蒲黄炒香，各等分

【用法】用酽醋调二钱，熬成膏，入水一盏，煎七分，食前热服。

【功用】活血祛瘀，散结止痛。

【主治】瘀血停滞证。症见心腹刺痛，或产后恶露不行，或月经不调，少腹急痛等。

【方解】

君	五灵脂	通利血脉，散瘀止痛
	蒲黄	行血消瘀

【炮制品的合理选用】醋五灵脂 6g　蒲黄 6g

【注解】方中五灵脂入肝经血分，通利血脉而散瘀血。五灵脂醋炙后引药入肝，增强散瘀止痛作用，且能矫臭矫味。故宜选用醋五灵脂。

方中蒲黄行血消瘀。蒲黄生用止血化瘀。故宜选用蒲黄。

· 桂枝茯苓丸 ·

（《金匮要略》）

【组成】桂枝　茯苓　丹皮去心　桃仁去皮尖，熬　芍药各等分

【用法】炼蜜和丸，如兔屎大，每日食前服一丸，不知，加至三丸。

【功用】活血化瘀，缓消癥块。

【主治】瘀阻胞宫证。症见妇人宿有癥块，妊娠漏下不止，或胎动不安，血

色紫黑晦暗，腹痛拒按，或血瘀经闭，或经闭腹痛，或产后恶露不尽而腹痛拒按者，舌淡紫黯或有瘀点，苔白，脉沉涩。

【方解】

君	桂枝	温通经脉而消瘀血
	桃仁	化瘀消癥
臣	丹皮（牡丹皮）	散血行瘀，清热
	芍药（白芍）	和血养血
佐	茯苓	消痰利水，渗湿健脾
使	炼蜜	缓和诸药破泄之力

【炮制品的合理选用】桂枝 9g　茯苓 9g　焯桃仁 9g　牡丹皮 9g　炒白芍 9g

【注解】方中桃仁化瘀消癥。按原注“去皮尖”，宜选用焯桃仁。

方中丹皮即牡丹皮。

方中芍药和血养血。按《金匮要略》成书年代，芍药应为白芍。白芍炒后增强养血敛阴作用。故宜选用炒白芍。

·鳖甲煎丸·

（《金匮要略》）

【组成】鳖甲炙，十二分　乌扇烧　黄芩　鼠妇熬　干姜　大黄　桂枝　石韦去毛　厚朴　紫葳　阿胶炙，各三分　柴胡　蜣螂熬，各六分　芍药　牡丹去心　䗪虫熬，各五分　蜂窠炙，四分　赤硝十二分　桃仁　瞿麦各二分　人参　半夏　葶苈各一分

【用法】上为末，取煅灶下灰一斗，清酒一斛五斗，浸灰，候酒尽一半。着鳖甲于中，煮令烂如胶漆，绞取汁，内诸药，煎为丸，如梧桐子大，空心服七丸，日三服。

【功用】行气活血，祛湿化痰，软坚消癥。

【主治】疟母，癥瘕。症见疟疾日久不愈，胁下痞硬成块，结为疟母，以及癥瘕积聚。

【方解】

君	鳖甲	软坚散结，入肝络而搜邪，又能咸寒滋阴
	灶下灰	消癥去积
	清酒	活血通经
臣	赤硝	破坚散结
	大黄	攻积祛瘀
	䗪虫(土鳖虫)、蜣螂、鼠妇、蜂窠(蜂房)、桃仁、紫葳(凌霄花)、牡丹(牡丹皮)	破血逐瘀
	厚朴	舒畅气机
	瞿麦、石韦	利水祛湿
	半夏、乌扇(射干)、葶苈(葶苈子)	祛痰散结
	柴胡、黄芩	清热疏肝
	干姜、桂枝	温中通阳
佐	人参、阿胶、芍药(白芍)	补气养血

【炮制品的合理选用】醋鳖甲 90g　射干 22.5g　黄芩 22.5g　鼠妇 22.5g　干姜 22.5g　熟大黄 22.5g　桂枝 22.5g　石韦 22.5g　姜厚朴 22.5g　凌霄花 22.5g　阿胶 22.5g[烊化]　醋柴胡 45g　蜣螂 45g　炒白芍 37g　牡丹皮 37g　炒土鳖虫 37g　蜂房 30g　赤硝 90g　𩜁桃仁 15g　瞿麦 15g　生晒参 7.5g[另煎]　清半夏 7.5g　炒葶苈子 7.5g

【注解】方中鳖甲软坚散结，入肝络而搜邪，又能咸寒滋阴。鳖甲醋炙后质地酥脆，易于煎出有效成分，且引药入肝，增强软坚散结作用。故宜选用醋鳖甲。

方中大黄攻积祛瘀。大黄生用泻下攻积作用最强；熟大黄泻下攻积作用减弱，活血祛瘀作用增强。故宜选用熟大黄。

方中䗪虫即土鳖虫，功效破血逐瘀。土鳖虫炒后便于粉碎服用，且矫臭矫味。故宜选用炒土鳖虫。

方中蜂窠即蜂房。

方中桃仁破血逐瘀。宜选用𩜁桃仁。

方中紫葳即今之凌霄花。

方中丹皮即牡丹皮。

方中厚朴舒畅气机。厚朴生用药力较为峻烈，其味辛辣，对咽喉有刺激性；姜炙后可消除对咽喉的刺激性。故宜选用姜厚朴。

方中半夏祛痰散结。清半夏燥湿化痰作用较强，故宜选用清半夏。

方中乌扇即今之射干。

方中葶苈即葶苈子。

方中柴胡清热疏肝。柴胡醋炙后增强疏肝止痛作用。故宜选用醋柴胡。

方中黄芩清热燥湿。黄芩生用清热泻火力强。故宜选用黄芩。

方中人参益气补中。生晒参偏于补气生津，以清补为主。故宜选用生晒参，用时另煎。

方中阿胶养血润燥。非炮制品阿胶长于滋阴补血。故宜选用阿胶，用时烊化。

方中芍药和血养血。按《金匮要略》成书年代，芍药应为白芍。白芍炒后增强养血敛阴作用。故宜选用炒白芍。

第二节 止血剂

止血剂适用于血溢脉外而出现的吐血、衄血、咳血、便血、尿血、崩漏等各种出血证。

出血证颇为复杂，病因有寒热虚实之分，部位有上下内外之别，病势有轻重缓急之异。故止血剂组方，除止血外，多与温、清、消、补等法相伍。慢性出血，应着重治本，或标本兼顾。至于出血兼有瘀滞者，止血又应适当配以活血祛瘀之品，以防血止留瘀。应用止血剂时，切勿一味止血，应在止血的基础上，根据出血的病因加以治疗。代表方如十灰散、咳血方、槐花散、小蓟饮子、黄土汤等。

· 十灰散 ·

（《十药神书》）

【组成】大蓟　小蓟　荷叶　侧柏叶　茅根　茜根　山栀　大黄　牡丹皮

棕榈皮各等分

【用法】上药各烧灰存性，研极细末，用纸包，碗盖于地上一夕，出火毒，用时先将白藕捣汁或萝卜汁磨京墨半碗，调服五钱，食后服下。

【功用】凉血止血。

【主治】血热妄行之上部出血证。症见呕血、吐血、咯血、嗽血、衄血等，血色鲜红，来势急暴，舌红，脉数。

【方解】

君	大蓟、小蓟	凉血止血，祛瘀
臣	荷叶、侧柏叶、茅根（白茅根）、茜根（茜草）	凉血止血
	棕榈皮	收涩止血
佐	山栀（栀子）、大黄	清热泻火
	牡丹皮	凉血祛瘀
	藕汁	清热凉血散瘀
	萝卜汁	降气清热以助止血
	京墨	收涩止血

【炮制品的合理选用】大蓟炭 9g　小蓟炭 9g　荷叶炭 9g　侧柏炭 9g　茅根炭 9g　茜草炭 9g　栀子炭 9g　大黄炭 9g　牡丹皮炭 9g　棕榈炭 9g

【注解】方中大蓟、小蓟、荷叶、侧柏叶、白茅根、茜草、棕榈皮，凉血止血。各药炒炭后收敛止血作用增强。故宜选用大蓟炭、小蓟炭、荷叶炭、侧柏炭、茅根炭、茜草炭、棕榈炭。

方中栀子、大黄，清热泻火。炒炭后功能偏于凉血止血。故宜选用大黄炭、栀子炭。

方中丹皮即牡丹皮，凉血祛瘀。牡丹皮炒炭后功能偏于凉血止血。故宜选用牡丹皮炭。

· 咳血方 ·

（《丹溪心法》）

【组成】青黛水飞　瓜蒌仁去油　海粉　山栀子炒黑　诃子（原著本方无用量）

【用法】上为末,以蜜同姜汁为丸,噙化。

【功用】清肝宁肺,凉血止血。

【主治】肝火犯肺之咳血证。症见咳嗽痰稠带血,咯吐不爽,心烦易怒,胸胁作痛,咽干口苦,颊赤便秘,舌红苔黄,脉弦数。

【方解】

君	青黛	清肝泻火,凉血止血
	山栀子(栀子)	清热凉血止血
臣	瓜蒌仁(瓜蒌子)	清热化痰,润肺止咳
	海粉(海浮石)	清肺降火,软坚化痰
佐	诃子	清降敛肺,化痰止咳

【炮制品的合理选用】青黛 6g 栀子炭 9g 炒瓜蒌子 9g 海浮石 9g 诃子肉 6g

【注解】方中山栀子即栀子,清热凉血止血。栀子炭偏于凉血止血,多用于吐血、咯血、咳血、衄血。故宜选用栀子炭。

方中瓜蒌仁即瓜蒌子,清热化痰,润肺止咳。瓜蒌子炒后去除油性,减弱滑肠作用,功偏润肺化痰。故宜选用炒瓜蒌子。

方中海粉,今多用海浮石,清金降火,软坚化痰。

方中诃子清热下气,敛肺化痰。诃子生用(去核取肉),性略偏凉,长于敛肺利咽。故宜选用诃子肉。

·小蓟饮子·

(《济生方》,录自《玉机微义》)

【组成】小蓟 生地黄 蒲黄 藕节 滑石 木通 淡竹叶 山栀子仁 当归 甘草各等分

【用法】上㕮咀,每服四钱,水一盏半,煎至八分,去滓,温服,空心食前。

【功用】凉血止血,利水通淋。

【主治】热结下焦之血淋、尿血。症见尿中带血,小便频数,赤涩热痛,舌红,脉数。

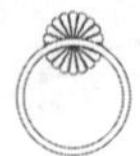

【方解】

君	小蓟根	清热凉血止血，利尿通淋
臣	生地黄	凉血止血，养阴清热
	蒲黄、藕节	凉血止血，消瘀
佐	滑石(滑石粉)、木通、淡竹叶	清热利水通淋
	山栀子仁(栀子)	清泄三焦之火，导热下行
	当归	养血和血，引血归经
使	甘草	缓急止痛，和中，调和诸药

【炮制品的合理选用】小蓟 15g　鲜地黄(或地黄)30g　蒲黄炭 9g　藕节炭 9g　滑石粉 15g　木通 6g　淡竹叶 9g　栀子 9g　酒当归 6g　炒甘草 6g

【注解】方中小蓟根，今多用全草。小蓟生用，清热凉血止血，利尿通淋。故宜选用小蓟。

方中生地黄凉血止血，养阴清热。地黄鲜品长于清热凉血，干品长于养阴。本方选用鲜地黄或地黄均可。

方中蒲黄、藕节，凉血止血，消瘀。炒炭后功能偏于凉血止血。故宜选用蒲黄炭、藕节炭。

方中滑石清热利尿通淋。今多用经精选净制的滑石粉，用时包煎。

方中山栀子仁，即栀子，清泄三焦之火，导热从下而出。故宜选用清热力强的生品。

方中当归养血和血，引血归经，且可防诸药寒凉太过之弊。按原注“酒浸”，当归酒炙后可增强活血通络功效。故宜选用酒当归。

方中甘草和中调药。甘草炒后甘缓之性增强，缓急止痛、调和诸药力胜。故宜选用炒甘草。

· 槐花散 ·

(《普济本事方》)

【组成】槐花炒　柏叶烂杵，焙　荆芥穗　枳壳去瓤，细切，麸炒黄，各等分

【用法】上为细末,用清米饮调下二钱,空心食前服。

【功用】清肠止血,疏风行气。

【主治】风热湿毒,壅遏大肠之便血。症见便前出血,或便后出血,或粪中带血,以及痔疮出血,血色鲜红或晦暗,舌红,苔黄或腻,脉数或滑。

【方解】

君	槐花	泻热清肠,凉血止血
臣	柏叶(侧柏叶)	清热凉血,燥湿收敛
佐使	荆芥穗	疏风理血
	枳壳	宽肠行气

【炮制品的合理选用】炒槐花 12g 侧柏叶 12g 荆芥穗炭 6g 麸炒枳壳 6g

【注解】方中槐花泻热清肠,凉血止血。槐花炒后,苦寒之性缓和,清热凉血作用弱于生品,止血作用逊于槐花炭而强于生品。故宜选用炒槐花。

方中柏叶即侧柏叶,清热凉血,燥湿收敛。侧柏叶生用偏于清热凉血。故宜选用侧柏叶。

方中荆芥穗疏风理血。荆芥穗生用,作用偏于解表疏风。故宜选用荆芥穗。

方中枳壳宽肠行气。枳壳麸炒,缓和辛燥之性。故宜选用麸炒枳壳。

第十四章 治风剂

凡以辛散祛风或息风止痉药为主，具有疏散外风或平息内风作用，治疗风病的方剂，统称治风剂。

风病分为外风与内风。外风是指外来风邪，侵袭人体肌表、经络、筋骨、关节等。由于外感六淫常相兼为病，故其证又有风寒、风湿、风热等区别。其他如风邪毒气从皮肤或破伤之处侵袭人体而致的破伤风等，亦属外风。内风是指由于脏腑功能失调所致的风病，其发病多与肝有关，有肝风上扰、热盛风动、阴虚风动及血虚生风等。外风宜疏散，内风宜平息。因此，治风剂分外疏散外风剂和平息内风剂两类。

第一节 疏散外风剂

疏散外风剂适用于外风所致诸病。外感风邪，侵袭肌表，以表证为主者，参见解表剂。外风诸病，是指风邪外袭，侵入肌肉、经络、筋骨、关节等处所致，症见头痛眩晕、风疹湿疹、肢体麻木、筋骨痉挛、关节屈伸不利或口眼㖞斜，甚则角弓反张等。常以辛散祛风药如羌活、独活、白附子等为主组方。代表方如川芎茶调散、消风散、牵正散、玉真散等。

· 川芎茶调散 ·

（《太平惠民和剂局方》）

【组成】川芎 荆芥去梗，各四两 白芷 羌活 甘草爁，各二两 细辛去节，一两 防风去芦，一两半 薄荷叶不见火，八两

【用法】上为细末,每服二钱,食后,清茶调下。

【功用】疏风止痛。

【主治】外感风邪头痛。症见偏正头痛或颠顶作痛,目眩鼻塞,或恶寒发热,舌苔薄白,脉浮。

【方解】

君	川芎	祛风活血止痛
臣	薄荷叶、荆芥	疏风止痛,清利头目
佐	羌活、白芷	疏风止痛
	细辛	散寒止痛
	防风	辛散上部风邪
使	甘草	益气和中,调和诸药

【炮制品的合理选用】川芎 12g 薄荷 12g后下 荆芥 12g 羌活 6g 白芷 6g 细辛 3g 防风 4.5g 蜜甘草 6g

【注解】方中川芎祛风活血止痛。川芎生用活血行气,祛风止痛。故宜选用川芎。

方中荆芥上行头目而疏风。荆芥生用偏于解表疏风。故宜选用荆芥。

方中甘草益气和中,调和诸药。甘草蜜炙后以补脾益气力胜。故宜选用蜜甘草。

· 大秦艽汤 ·

(《素问病机气宜保命集》)

【组成】秦艽三两 川芎 川独活 当归 白芍药 石膏 甘草各二两 川羌活 防风 吴白芷 黄芩 白术 白茯苓 生地 熟地各一两 细辛半两

【用法】上十六味,锉,每服一两,水煎,去滓,温服,不拘时服。

【功用】祛风清热,养血活血。

【主治】风邪初中经络证。症见口眼㖞斜,舌强不能言语,手足不能运动,烦热,口苦,苔黄者。

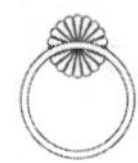

【方解】

君	秦艽	祛风通络
臣	川羌活、川独活、防风、吴白芷、细辛	祛风散邪
佐	熟地(熟地黄)、当归、白芍药(白芍)、川芎	养血活血
	白术、白茯苓、甘草	益气健脾
	生地(生地黄)、石膏、黄芩	清热
使	甘草	调和诸药

【炮制品的合理选用】秦艽 9g　羌活 3g　独活 6g　防风 3g　白芷 3g　细辛 2g　熟地黄 3g　川芎 6g　当归 6g　白芍 6g　麸炒白术 3g　茯苓 3g　地黄 3g　石膏 6g先煎　黄芩 3g　炒甘草 6g

【注解】方中川芎活血通络。川芎生用活血行气,祛风止痛。故宜选用川芎。

方中熟地黄养血滋阴。熟地黄功能以滋阴补血、益精填髓为主。故宜选用熟地黄。

方中生地黄清热。地黄生用功能清热滋阴。故宜选用地黄。

方中当归养血活血。当归生用活血补血作用较强。故宜选用当归。

方中白芍养血柔筋。白芍生用养血调经,柔肝止痛,功偏清热。故宜选用白芍。

方中白术益气健脾。白术麸炒后缓和燥性,增强健脾作用。故宜选用麸炒白术。

方中石膏清热。石膏生用偏于清热泻火。故宜选用石膏。

方中黄芩清热。黄芩生用功偏清热燥湿。故宜选用黄芩。

方中甘草调和诸药。甘草炒后甘缓之性增强,缓急止痛、调和诸药力胜。故宜选用炒甘草。

·小活络丹·

(《太平惠民和剂局方》)

【组成】川乌炮,去皮、脐　草乌炮,去皮、脐　天南星炮　地龙去土,各六两　乳香研　没药研,二两二钱

【用法】上为细末，入研药和匀，酒面糊为丸，如梧桐子大，每服二十丸，空心，日午冷酒送下，荆芥茶下亦得。

【功用】祛风除湿，化痰通络，活血止痛。

【主治】风寒湿痹证。症见肢体筋脉疼痛，麻木拘挛，关节屈伸不利，疼痛游走不定，舌淡紫，苔白，脉沉弦或涩。亦治中风手足不仁，日久不愈，经络中有湿痰瘀血，而见腰腿沉重，或腿臂间作痛。

【方解】

君	川乌、草乌	祛风除湿，通络止痛
臣	天南星	祛风燥湿化痰
佐	乳香、没药	行气活血，化瘀通络
	地龙	通经活络
使	陈酒	引药直达病所

【炮制品的合理选用】制川乌 6g先煎　制草乌 6g先煎　制天南星 6g　酒地龙 6g　醋乳香 5g　醋没药 5g

【注解】方中川乌、草乌祛风除湿，通络止痛。川乌、草乌生品有大毒，一般应炮制使用。故宜选用制川乌、制草乌。

方中天南星祛风燥湿化痰。天南星有毒，一般内服应炮制使用。故宜选用制天南星。

方中地龙通经活络。地龙生用长于清热定惊、通络、平喘、利尿，酒炒后矫臭矫味便于服用，且增强了通经活络、祛瘀止痛功效。故宜选用酒地龙。

· 玉真散 ·

（《外科正宗》）

【组成】天南星　防风　白芷　天麻　羌活　白附子各等分

【用法】以上为末，每服二钱，热酒一盅调服。外用适量，敷伤处。若牙关紧急，腰脊反张者，每服三钱，用热酒或童便调服。

【功用】祛风化痰，定搐止痉。

【主治】破伤风。症见牙关紧急，口撮唇紧，颈项强直，角弓反张，甚至咬牙缩舌，脉弦紧。

【方解】

君	天南星、白附子	祛风化痰止痉
臣	羌活、白芷、防风	疏散风邪
佐	天麻	平肝息风止痉
使	热酒	通经络，行气血

【炮制品的合理选用】制天南星 6g　制白附子 6g　羌活 6g　白芷 6g　防风 6g　天麻 6g

【注解】方中天南星、白附子祛风化痰止痉。天南星、白附子有毒，一般内服应炮制使用。故宜选用制天南星、制白附子。

· 消风散 ·

（《外科正宗》）

【组成】当归　生地　防风　蝉蜕　知母　苦参　胡麻仁　荆芥　苍术　牛蒡子　石膏各一钱　甘草　木通各五分

【用法】水二盅，煎至八分，食远服。

【功用】疏风养血，清热除湿。

【主治】风疹、湿疹。症见皮肤瘙痒，疹出色红，或遍身云片斑点，抓破后渗出津水，苔白或黄，脉浮数有力。

【方解】

君	荆芥、防风	疏风止痒，透邪外达
臣	牛蒡子、蝉蜕	疏散风热
	苍术	祛风除湿
	苦参	清热燥湿
	木通	渗利湿热

续表

佐	石膏、知母	清热泻火
	当归、生地(生地黄)	养血活血,滋阴润燥
	胡麻仁(亚麻子)	养血疏风止痒
使	甘草	清热解毒,调和诸药

【炮制品的合理选用】荆芥 6g　防风 6g　炒牛蒡子 6g　蝉蜕 6g　苍术 6g　苦参 6g　木通 3g　石膏 6g　知母 6g　当归 6g　地黄 6g　亚麻子 6g　甘草 3g

【注解】方中牛蒡子疏散风热。牛蒡子炒后缓和寒滑之性,以免伤中,且气味香,宣散作用更佳。故宜选用炒牛蒡子。

方中苍术祛风除湿。苍术生用温燥而辛烈,化湿和胃之力强,而且能走表去风湿。故宜选用苍术。

方中石膏清热泻火。石膏生用偏于清热泻火、除烦止渴。故宜选用石膏。

方中知母清热泻火。知母生用清热泻火,生津润燥。故宜选用知母。

方中当归养血活血。当归生用补血活血。故宜选用当归。

方中生地滋阴润燥。地黄生用功能偏于滋阴生津。故宜选用地黄。

方中胡麻仁疏风润燥。古之胡麻仁,今用亚麻子。

方中甘草清热解毒,调和诸药。甘草生用长于清热解毒。故宜选用甘草。

第二节　平息内风剂

平息内风剂适用于内风证,主要与肝有关,有虚实之分。内风之实证,治宜平肝息风,多以平肝息风药为主组方。因热盛伤津灼液,或炼液为痰,故常配清热、养阴、化痰之品;内风之虚证,多指阴虚血亏而生风,治宜滋阴息风,多以滋阴养血药为主组方,或配平肝潜阳之品。代表方如羚角钩藤汤、镇肝息风汤、大定风珠等。

· 羚角钩藤汤 ·

（《通俗伤寒论》）

【组成】羚角片先煎，一钱半　霜桑叶二钱　京川贝去心，四钱　鲜生地五钱　双钩藤后入，三钱　滁菊花三钱　茯神木三钱　生白芍三钱　生甘草八分　淡竹茹鲜刮，与羚羊角鲜煎代水，五钱

【用法】水煎服。

【功用】凉肝息风，增液舒筋。

【主治】肝热生风证。症见高热不退，烦闷躁扰，手足抽搐，发为痉厥，甚则神昏，舌绛而干，或舌焦起刺，脉弦数。

【方解】

君	羚角片（羚羊角）、双钩藤	清热凉肝，息风止痉
臣	霜桑叶、滁菊花	辛凉疏泄，清热平肝
佐	鲜生地（鲜地黄）	凉血滋阴
	生白芍	养血柔肝
	京川贝（川贝母）、淡竹茹（竹茹）	清热化痰
	茯神木	平肝、宁心安神
使	生甘草	调和诸药

【炮制品的合理选用】羚羊角粉 4.5g冲服　钩藤 9g后下　桑叶 6g　菊花 9g　鲜地黄 15g　白芍 9g　川贝母 12g　竹茹 15g　茯神 9g　甘草 3g

【注解】方中羚角片即羚羊角镑片，凉肝息风。羚羊角为贵细药材，一般应粉碎冲服。故宜选用羚羊角粉，冲服使用。

方中双钩藤即钩藤。一般认为钩藤带双钩者质优。入汤剂须后下，以免有效成分散失。

方中霜桑叶即桑叶。一般认为桑叶经霜后采收者质优。

方中滁菊花即菊花。一般认为安徽滁州产菊花长于平肝。

方中京川贝即川贝母。

方中淡竹茹即竹茹，清热化痰。竹茹生用寒性较强，利于清热化痰。故宜选用竹茹。

方中鲜生地凉血滋阴。地黄鲜品长于清热凉血。故宜选用鲜地黄。

方中生白芍养血柔肝舒筋。白芍生用长于清热平肝。故宜选用白芍。

方中茯神木即茯神，平肝宁心安神。茯神生用长于平肝木。故宜选用茯神。

方中生甘草调和诸药。本方主肝热生风，甘草生用长于清热。故宜选用甘草。

· 镇肝熄风汤 ·

(《医学衷中参西录》)

【组成】怀牛膝一两　生赭石轧细，一两　生龙骨　生牡蛎　生龟板捣碎，各五钱　生杭芍五钱　玄参五钱　天冬五钱　川楝子捣碎，二钱　生麦芽二钱　茵陈二钱　甘草一钱半

【用法】水煎服。

【功用】镇肝息风，滋阴潜阳。

【主治】类中风。症见头晕目眩，目胀耳鸣，脑部热痛，面色如醉，心中烦热，或时常噫气，或肢体渐觉不利，口眼渐形㖞斜；甚或眩晕颠仆，昏不知人，移时始醒；或醒后不能复元，脉弦长有力。

【方解】

君	怀牛膝	引血下行，补益肝肾
臣	生赭石	镇肝降逆
	生龙骨、生牡蛎、生龟板(生龟甲)、生杭芍(白芍)	益阴潜阳，镇肝息风
佐	玄参、天冬	滋阴清热，壮水涵木
	茵陈、川楝子、生麦芽	清泄肝热，疏理肝气
使	甘草	调和诸药

【炮制品的合理选用】牛膝 30g　赭石 30g先煎　龙骨 15g先煎　牡蛎 15g先煎　龟甲 15g　白芍 15g　玄参 15g　天冬 15g　炒川楝子 6g　麦芽 6g　茵陈 6g　甘草 4.5g

【注解】方中怀牛膝即牛膝，引血下行，补益肝肾。牛膝生品长于活血祛瘀、引血下行。故宜选用牛膝。

方中生赭石平肝潜阳，重镇降逆。赭石生用长于平肝潜阳、重镇降逆。故宜选用赭石。

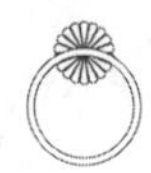

方中生龙骨、生牡蛎益阴潜阳，镇肝息风。龙骨、牡蛎生用长于重镇安神、潜阳补阴。故宜选用龙骨、牡蛎。

方中生龟板即龟甲，益阴潜阳。龟甲生用偏于滋阴潜阳。故宜选用龟甲。

方中生杭芍即白芍，平抑肝阳。白芍生用长于清热平肝。故宜选用白芍。

方中川楝子疏肝泄热。川楝子较少生用，炒后以疏肝理气力胜。故宜选用炒川楝子。

方中生麦芽疏肝理气。麦芽生用有疏理肝气的功效。故宜选用麦芽。

方中甘草调和诸药。本方主肝阳偏亢，肝热生风。甘草生用长于清热。故宜选用甘草。

· 天麻钩藤饮 ·

（《中医内科杂病证治新义》）

【组成】天麻　钩藤后下　石决明先煎　山栀子　黄芩　川牛膝　杜仲　益母草　桑寄生　夜交藤　朱茯神（原著本方无用量）

【用法】水煎服。

【功用】平肝息风，清热活血，补益肝肾。

【主治】肝阳偏亢，肝风上扰证。症见头痛，眩晕，失眠，震颤，或口苦面红，舌红苔黄，脉弦或数。

【方解】

君	天麻、钩藤	平肝息风
臣	石决明	平肝潜阳，除热明目
	川牛膝	引血下行，兼益肝肾，活血利水
佐	杜仲、桑寄生	补益肝肾
	山栀子（栀子）、黄芩	清肝降火
	益母草	活血利水
	夜交藤（首乌藤）、朱茯神	宁心安神

【炮制品的合理选用】天麻 9g　钩藤 12g后下　石决明 18g先煎　川牛膝 12g　盐杜仲 9g　桑寄生 9g　栀子 9g　黄芩 9g　益母草 9g　首乌藤 9g　朱茯神 9g

【注解】方中钩藤用时应后下,以免挥发性的有效成分散失。

方中石决明平肝潜阳,除热明目。石决明生用偏于平肝潜阳。故宜选用石决明。

方中川牛膝引血下行,兼益肝肾,活血利水。川牛膝生用长于逐瘀通经、通利关节、利尿通淋。故宜选用川牛膝。

方中杜仲补益肝肾。杜仲盐炙后增强补肝肾强筋骨作用。故宜选用盐杜仲。

方中栀子清肝降火。栀子生用清热能力强。故宜选用栀子。

方中朱茯神宁心安神。茯神用朱砂拌后,增强宁心安神作用。故宜选用朱茯神。

· 大定风珠 ·

(《温病条辨》)

【组成】生白芍六钱 阿胶三钱 生龟板四钱 干地黄六钱 麻仁二钱 五味子二钱 生牡蛎四钱 麦冬连心,六钱 炙甘草四钱 鸡子黄生,二枚 鳖甲生,四钱

【用法】水八杯,煮取三杯,去滓,入阿胶烊化,再入鸡子黄,搅令相得,分三次服。

【功用】滋阴息风。

【主治】阴虚风动证。症见手足瘈疭,形消神倦,脉气虚弱,舌绛苔少,时时欲脱者。

【方解】

君	鸡子黄、阿胶	滋养阴液以息内风
臣	生白芍、干地黄、麦冬	滋水涵木,柔肝濡筋
佐	生龟板(生龟甲)、鳖甲、生牡蛎	滋阴潜阳,重镇息风
	麻仁(火麻仁)	养阴润燥
	五味子	收敛真阴
使	炙甘草	调和诸药

【炮制品的合理选用】鸡子黄 2 个后下　阿胶 9g烊化　白芍 18g　地黄 18g　麦冬 18g　龟甲 12g先煎　鳖甲 9g先煎　牡蛎 12g先煎　火麻仁 6g　醋五味子 6g　蜜甘草 12g

【注解】方中阿胶滋阴润燥。非炮制品阿胶长于滋阴补血润燥。故宜选用阿胶,用时烊化。

方中生白芍滋阴柔肝。白芍生用长于清热平肝。故宜选用白芍。

方中干地黄滋阴,壮水涵木。地黄干品生用重在养阴。故宜选用地黄。

方中生龟板即龟甲,与鳖甲滋阴潜阳,重镇息风。龟甲、鳖甲生用偏于滋阴潜阳。故宜选用龟甲、鳖甲,如入汤剂须先煎。

方中生牡蛎平肝潜阳。牡蛎生用长于重镇潜阳。故宜选用牡蛎,如入汤剂须先煎。

方中五味子味酸善收,与诸滋阴药相伍收敛真阴,与甘草相配又具酸甘化阴之功。五味子醋制后增强酸涩收敛作用。故宜选用醋五味子。

方中炙甘草调和诸药,与五味子酸甘化阴,取其甘味。甘草蜜炙后甘味增强,故宜选用蜜甘草。

第十五章

治燥剂

凡以轻宣辛散或甘凉滋润药物为主,具有轻宣燥邪或滋阴润燥等作用,用以治疗燥证的方剂,统称治燥剂。

治燥剂适用于感受燥邪或脏腑津液枯耗所致的燥证。燥证分外燥和内燥两类。外燥是指感受秋令燥邪所致的凉燥与温燥,其发病始于肺卫。立秋后,湿气去而燥气来,秋月燥胜,则人病秋燥。内燥是指脏腑精亏液耗所致的病证。由于脏腑的部位和生理特点各不同,所以内燥病的临床表现也非常复杂。从发病部位来说,有上燥、中燥、下燥之分;上燥多病在肺,症见气逆而咳;中燥多涉及胃,症见呕逆而食不下;下燥多病在肾与大肠,症见消渴便秘。

根据"燥者濡之"的原则,治疗燥证当以濡润为法。外燥宜轻宣辛散,使燥邪外达,凉燥治以辛苦温润,温燥治以辛凉甘润;内燥宜滋养濡润,使脏腑津液复常,治以甘凉濡润。故治燥剂分为轻宣外燥剂和滋阴润燥剂两类。

第一节　轻宣外燥剂

轻宣外燥剂适用于外感凉燥或温燥之证。凉燥乃深秋感受凉燥之邪、肺气失宣所致,症见恶寒头痛,咳嗽鼻塞,咽干舌燥,舌苔薄白等,常以辛散温润药为主,配伍理肺化痰止咳之品组方。温燥乃初秋天气燥热或久晴无雨、燥伤津液所致,症见头痛身热,干咳少痰,或气逆而喘,鼻干咽燥,舌干少苔等,常以辛凉解表药为主,配伍甘凉濡润或辛甘寒凉药组方。代表方如杏苏散、桑杏汤、清燥救肺汤等。

· 杏苏散 ·

（《温病条辨》）

【组成】苏叶　杏仁　半夏　茯苓　橘皮　前胡　苦桔梗　枳壳　甘草　生姜　大枣去核（原书未著用量）

【用法】水煎温服。

【功用】轻宣凉燥，理肺化痰。

【主治】外感凉燥证。症见头微痛，恶寒无汗，咳嗽痰稀，鼻塞嗌塞，苔白脉弦。

【方解】

君	苏叶（紫苏叶）	发表散邪，宣发肺气
	杏仁（苦杏仁）	肃降肺气，润燥止咳
臣	前胡	助紫苏叶疏风散邪，助苦杏仁降气化痰
	枳壳、苦桔梗	一升一降，助苦杏仁、紫苏叶理肺化痰
佐	半夏、橘皮（陈皮）	燥湿化痰，理气行滞
	茯苓	渗湿健脾
	生姜、大枣	调和营卫，滋脾行津
使	甘草	调和诸药，合桔梗宣肺利咽

【炮制品的合理选用】紫苏叶 9g后下　炒苦杏仁 9g　前胡 9g　桔梗 6g　麸炒枳壳 6g　清半夏 9g　陈皮 6g　茯苓 9g　甘草 3g　生姜 3 片　大枣 3 枚

【注解】方中苏叶即紫苏叶，解肌发表，开宣肺气。

方中杏仁即苦杏仁，宣肺止咳化痰。苦杏仁经炒制后，温性增强，且降低其毒性，长于温肺散寒。故宜选用炒苦杏仁。

方中苦桔梗即桔梗。

方中枳壳理气宽中，与桔梗一升一降，助杏仁宣利肺气。本方意在治燥，枳壳麸炒后可减弱辛燥之性，利于疗效。故宜选用麸炒枳壳。

方中半夏燥湿化痰。半夏有生品、清半夏、法半夏、姜半夏等多种炮制规格，以清半夏燥湿化痰作用最强。故宜选用清半夏。

方中茯苓渗湿健脾。茯苓生用长于利水渗湿。故宜选用茯苓。

方中生姜合大枣调和营卫。

方中甘草调和诸药，又合桔梗宣肺祛痰。甘草生用，清热解毒、祛痰止咳力胜。故宜选用甘草。

·桑杏汤·

（《温病条辨》）

【组成】桑叶一钱　杏仁一钱五分　沙参二钱　象贝一钱　香豉一钱　栀皮一钱　梨皮一钱

【用法】水二杯，煎取一杯，顿服之，重者再作服。

【功用】轻宣温燥，润肺止咳。

【主治】外感温燥证。症见头痛，身热不甚，口渴咽干鼻燥，干咳无痰，或痰少而黏，舌红，苔薄白而干，脉浮数而右脉大。

【方解】

君	桑叶	轻宣燥热，透邪外出
	杏仁（苦杏仁）	宣利肺气，润燥止咳
臣	香豉（淡豆豉）	辛凉解表，助桑叶轻宣透热
	象贝（浙贝母）	清化痰热，助苦杏仁止咳化痰
	沙参	养阴生津，润肺止咳
佐	栀皮	清泄肺热
	梨皮	清热润燥，止咳化痰

【炮制品的合理选用】桑叶 3g　焯苦杏仁 4.5g　南沙参 6g　浙贝母 3g　淡豆豉 3g　栀子皮 3g　梨皮 3g

【注解】方中桑叶轻宣燥热，透邪外出。桑叶生用主要疏散风热，故宜选用桑叶。

方中杏仁即苦杏仁，宣利肺气，润燥止咳。焯法不属于苦杏仁的传统炮制方法，但可起到杀酶保苷的效果，使有效成分最大限度地保留。其功效与生品类似。故宜选用焯苦杏仁。

方中象贝即浙贝母，因以浙江象山产者质优，故名。

方中香豉即淡豆豉。

方中沙参润肺止咳生津。清代以后沙参分为南北沙参，均有养阴清肺、益胃生津之功效，但实为两种不同的药材，南沙参偏于清肺祛痰止咳，北沙参偏于益胃养阴生津。本方宜选用南沙参。

方中栀子皮为栀子生品的果皮，取其质轻而达上焦，清泄肺热。

· 清燥救肺汤 ·

（《医门法律》）

【组成】桑叶经霜者，去枝、梗，净叶三钱　石膏煅，二钱五分　甘草一钱　人参七分　胡麻仁炒，研，一钱　真阿胶八分　麦门冬去心，一钱二分　杏仁泡，去皮尖，炒黄，七分　枇杷叶一片，刷去毛，蜜涂，炙黄

【用法】水一碗，煎六分，频频二三次，滚热服。

【功用】清燥润肺，益气养阴。

【主治】温燥伤肺，气阴两伤证。症见身热头痛，干咳无痰，气逆而喘，咽干鼻燥，胸满胁痛，心烦口渴，舌干少苔，脉虚大而数。

【方解】

君	桑叶	清肺止咳
臣	石膏	清泻肺热，生津止渴
	麦门冬（麦冬）	养阴润肺
佐	杏仁（苦杏仁）、枇杷叶	降泄肺气
	胡麻仁（黑芝麻）、真阿胶（阿胶）	润肺养阴
	人参、甘草	益气和中
使	甘草	调和诸药

【炮制品的合理选用】桑叶 9g　石膏 7.5g先煎　麦冬 3.6g　炒苦杏仁 2g　蜜枇杷叶 3g　炒黑芝麻 3g打碎　阿胶珠 2.5g　生晒参 2g另煎

【注解】方中桑叶清肺止咳。霜桑叶取其质轻性寒，清透肺中燥热之邪，清肺止咳，故宜选用桑叶。

方中石膏清泻肺热,兼能生津止渴。石膏生用偏于清热泻火,除烦止渴。故宜选用石膏。

方中麦门冬即麦冬。

方中杏仁即苦杏仁,降泄肺气。苦杏仁经炒制后,温性增强,且降低其毒性,常用于久咳肺虚。故宜选用炒苦杏仁。

方中枇杷叶合苦杏仁苦降肺气。枇杷叶蜜炙后增强润肺止咳作用,多用于肺燥。故宜选用蜜枇杷叶。

方中胡麻仁,应为今之黑芝麻,功效养阴润燥。本方主治温燥伤肺而致精血亏虚及肠燥,应以养阴润肺为主;黑芝麻炒后增强补益及润燥作用。故宜选用炒黑芝麻。另消风散方中"胡麻仁"用治风疹作痒及肠燥,故宜选用亚麻子,应予注意。

方中真阿胶即阿胶,养血润燥。阿胶珠(蛤粉烫阿胶)善于益肺润燥。故宜选用阿胶珠。

方中人参益胃津,养肺气。人参常用生晒参和红参两种规格,生晒参偏于补气生津,以清补为主。故宜选用生晒参,用时另煎。

方中甘草培土生金,又兼调和诸药。甘草生用长于清热解毒、祛痰止咳,常用于肺热咳嗽。故宜选用甘草。

第二节 滋阴润燥剂

滋阴润燥剂适用于脏腑津液不足之内燥证。燥在上者,症见干咳咽痛,或咳血,治宜润肺为主,多以百合、麦冬、沙参等药配伍;燥在中者,症见口中燥渴,或呕逆食少,治宜益胃为主,多以玉竹、麦冬、石斛等药配伍;燥在下者,症见面赤虚烦、大便燥结,治宜滋肾为主,常以生地黄、熟地黄、白蜜等药配伍。代表方如麦门冬汤、养阴清肺汤、益胃汤等。

· 增液汤 ·

（《温病条辨》）

【组成】玄参一两　麦冬连心，八钱　细生地八钱

【用法】水八杯，煮取三杯，口干则与饮令尽，不便，再作服。

【功用】增液润燥。

【主治】阳明温病，津亏便秘证。症见大便秘结，口渴，舌干红，脉细数或沉细无力。

【方解】

君	玄参	壮水制火，润燥养阴生津
臣	细生地（地黄）	滋阴润燥
佐	麦冬	滋养肺胃阴津以润肠燥

【炮制品的合理选用】玄参 30g　地黄 24g　麦冬 24g

【注解】方中细生地即地黄。本方出自清代，“生地”可指今地黄或鲜地黄，方中地黄功效偏于养阴润燥，故宜选用地黄。

· 麦门冬汤 ·

（《金匮要略》）

【组成】麦门冬七升　半夏一升　人参三两　甘草二两　粳米三合　大枣十二枚

【用法】上六味，以水一斗二升，煮取六升，温服一升，日三夜一服。

【功用】清养肺胃，降逆下气。

【主治】肺痿证。症见肺胃津伤，虚火上炎，咳唾涎沫，气逆而喘，咽干口燥，舌干红少苔，脉虚数者。

【方解】

君	麦门冬（麦冬）	滋养肺胃之阴，清虚热
臣	半夏	降逆化痰，又使麦冬滋而不腻

续表

佐	人参	补益中气
	甘草、粳米、大枣	补脾益胃，培土生金
使	甘草	润肺利咽，调和诸药

【炮制品的合理选用】麦冬 60g 姜半夏 9g 生晒参 6g另煎 甘草 4g 粳米 6g 大枣 3 枚

【注解】方中麦门冬即麦冬。

方中半夏降逆下气化痰。半夏姜制，增强降逆止呕作用。故宜选用姜半夏。

方中人参补益中气，养胃阴使津液上归于肺。人参常用生晒参和红参两种规格，生晒参偏于补气生津。故宜选用生晒参，用时另煎。

方中甘草补中益气，兼能润肺利咽、调和诸药。甘草生用长于清热解毒、祛痰止咳，常用于肺热咳嗽。故宜选用甘草。

· 益胃汤 ·

（《温病条辨》）

【组成】沙参三钱 麦冬五钱 冰糖一钱 细生地五钱 玉竹炒香，一钱五分

【用法】水煎服。

【功用】养阴益胃。

【主治】胃阴亏虚证。症见胃脘灼热隐痛，饥不欲食，口干咽燥，大便干结，或干呕，呃逆，舌红少津，脉细数。

【方解】

君	细生地（地黄）、麦冬	养阴清热，生津润燥
臣	沙参、玉竹	养阴生津
佐使	冰糖	濡养肺胃，调和诸药

【炮制品的合理选用】地黄 15g 麦冬 15g 北沙参 9g 玉竹 4.5g 冰糖 3g

【注解】方中细生地即地黄。本方出自清代，“生地”可指今地黄或鲜地黄，

方中地黄功效偏于养阴润燥，故宜选用地黄。

方中沙参养阴生津润燥。清代以后沙参分为南北沙参，均有养阴清肺、益胃生津之功效，但实为两种不同的药材，南沙参偏于清肺祛痰止咳，北沙参偏于益胃养阴生津。本方宜选用北沙参。

·玉液汤·

（《医学衷中参西录》）

【组成】生山药一两　生黄芪五钱　知母六钱　生鸡内金捣细，二钱　葛根钱半　天花粉三钱　五味子三钱

【用法】水煎服。

【功用】益气生津，润燥止渴。

【主治】气阴两虚之消渴证。症见口渴引饮不解，小便频数量多，或小便浑浊，或消谷善饥，或饥不欲食，或食则腹胀，或大便干结，困倦气短，舌红少津，脉虚细无力。

【方解】

君	生黄芪、生山药	益气滋阴，补脾固肾
臣	知母、天花粉	滋阴清热，润燥止渴
佐	葛根	升阳生津
	生鸡内金	助脾健运，化水谷为津液
	五味子	固肾生津

【炮制品的合理选用】山药 30g　黄芪 15g　盐知母 18g　天花粉 9g　粉葛 4.5g　炒鸡内金 6g　醋五味子 9g

【注解】方中生黄芪益气补脾。黄芪生用功偏补气升阳、生津养血。故宜选用黄芪。

方中山药补脾固肾，生津。山药生用补脾养胃，生津，补肾，其补阴、生津作用较强。故宜选用山药。

方中知母滋阴清热。知母盐炙可增强滋阴降火的作用，且专于入肾。故

宜选用盐知母。

方中葛根升阳生津，助脾气上升。今多用粉葛。

方中生鸡内金，今用炒鸡内金，以矫臭矫味，且增强助脾健运作用。

方中五味子酸收，固肾生津。五味子醋制后增强酸涩收敛作用。故宜选用醋五味子。

· 琼玉膏 ·

（《申铁瓮方》，录自《洪氏集验方》）

【组成】新罗人参春一千下，为末，二十四两　生地黄九月采、捣，十六斤　雪白茯苓木舂一千下，为末，四十九两　白沙蜜十斤

【用法】上药人参、茯苓为细末，蜜用生绢滤过，地黄取自然汁，捣时不得用铁器，取汁尽去渣，用药一处，拌和匀，入银、石器或好瓷器内封用。每晨服二匙，以温酒化服，不饮酒者，白汤化之。

【功用】滋阴润肺，益气补脾。

【主治】肺肾阴亏之肺痨。症见干咳少痰，咽燥咯血，气短乏力，肌肉消瘦，舌红少苔，脉细数。

【方解】

君	生地黄	滋阴壮水以制虚火，凉血止血
臣	白沙蜜	补中润肺
佐	新罗人参、雪白茯苓	益气健脾，补土生金

【炮制品的合理选用】地黄 30g　生晒参 6g　茯苓 12g　炼蜜 20g

【注解】方中生地黄滋阴壮水。地黄生品（干品）养阴作用强于鲜地黄。故宜选用地黄。

方中白沙蜜，今用炼蜜。

方中新罗人参，因朝鲜半岛（古新罗国所在地）所产之质最优，故名。人参常用生晒参和红参两种规格，生晒参偏于补气生津。故宜选用生晒参。

方中茯苓益气健脾，且能渗湿化痰。茯苓生用长于利水渗湿。故宜选用茯苓。

· 养阴清肺汤 ·

（《重楼玉钥》）

【组成】大生地二钱　麦冬一钱二分　生甘草五分　玄参钱半　贝母去心，八分　丹皮八分　薄荷五分　炒白芍八分

【用法】水煎服。

【功用】养阴清肺，解毒利咽。

【主治】阴虚肺燥之白喉。症见喉间起白如腐，不易拭去，咽喉肿痛，初起或发热或不发热，鼻干唇燥，或咳或不咳，呼吸有声，似喘非喘，脉数无力或细数。

【方解】

君	大生地（地黄）	养阴滋肾，清热凉血
臣	麦冬	益胃生津，养阴润肺
	玄参	清热解毒散结，启肾水上达咽喉
佐	炒白芍	和营泄热敛阴
	贝母	润肺化痰，泄热散结
	丹皮（牡丹皮）	清热凉血，消瘀散结
	薄荷	辛凉宣散利咽
使	生甘草	清热解毒，调和诸药

【炮制品的合理选用】地黄 6g　麦冬 9g　玄参 9g　川贝母 5g 打粉　炒白芍 5g　牡丹皮 5g　薄荷 3g 后下　甘草 3g

【注解】方中大生地即地黄，养阴清热。地黄生品（干品）养阴作用较强。故宜选用地黄。

方中炒白芍益阴养血。白芍炒后养血敛阴作用较强。故选用炒白芍。

方中贝母润肺化痰，清热散结。古之贝母可指川贝母或浙贝母（象贝），川贝母润肺化痰止咳力强，浙贝母润肺力弱，但长于软坚散结。本方宜选用川贝母，属贵细药材，粉碎冲服。

方中丹皮即牡丹皮。

方中甘草泻火解毒利咽，兼能调和诸药。甘草生用以清热解毒、祛痰止咳

力胜。故宜选用甘草。

·百合固金汤·

(《慎斋遗书》)

【组成】百合一钱半 熟地三钱 生地三钱 归身三钱 白芍一钱 甘草一钱 桔梗八分 玄参八分 贝母一钱半 麦冬一钱半

【用法】水煎服。

【功用】滋阴润肺,止咳化痰。

【主治】肺肾阴虚,虚火上炎证。症见咳嗽气喘,痰中带血,咽喉燥痛,手足心热,骨蒸盗汗,舌红少苔,脉细数。

【方解】

君	生地(地黄)	滋补肾阴,兼能凉血
	熟地(熟地黄)	滋补肾阴,兼能补血
臣	百合、麦冬	滋养肺阴,润肺止咳
	玄参	滋肾降火
佐	贝母	润肺化痰止咳
	桔梗	载药入肺,化痰利咽
	归身、白芍	补血敛肺止咳
使	甘草	调和诸药,兼能清热

【炮制品的合理选用】地黄 9g 熟地黄 9g 百合 4.5g 麦冬 4.5g 玄参 2g 川贝母 4.5g打粉 当归 9g 炒白芍 3g 桔梗 2g 甘草 3g

【注解】方中生地黄滋补肾阴,兼能凉血。地黄生品(干品)养阴作用较强。故宜选用地黄。

方中熟地黄滋补肾阴,兼能补血。熟地黄长于滋阴补血、益精填髓。故选用熟地黄。

方中贝母润肺化痰止咳。古之贝母可指川贝母或浙贝母(象贝),川贝母润肺化痰止咳力强。本方宜选用川贝母,属贵细药材,粉碎冲服。

方中归身即当归身，以补血之功偏胜。当归生用，长于活血补血。故宜选用当归。

方中白芍养血和血。白芍炒后以养血敛阴为主。故宜选用炒白芍。

方中甘草清热泻火，调和诸药。甘草生用长于清热解毒。故宜选用甘草。

第十六章

祛湿剂

凡以祛湿药为主，具有化湿利水、通淋泄浊等作用，治疗水湿病证的方剂，统称祛湿剂。属于“八法”中的“消法”。

湿与水异名而同类，湿为水之渐，水为湿之积。湿邪为患，有外湿、内湿之分。外湿与内湿又常相兼为病。大抵湿邪在外在上者，可微汗疏解以散之；在内在下者，可芳香苦燥而化之，或甘淡渗利以除之；水湿壅盛，形气俱实者，又可攻下以逐之；湿从寒化者，宜温阳化湿；湿从热化者，宜清热祛湿。故本章将祛湿剂分为燥湿和胃剂、清热祛湿剂、利水渗湿剂、温化寒湿剂、祛风胜湿剂等五类。

第一节　燥湿和胃剂

燥湿和胃剂适用于湿浊内阻，脾胃失和证。症见脘腹痞满，嗳气吞酸，呕吐泄泻，食少体倦等。常以芳香温燥之苍术、广藿香、厚朴等化湿药为主组方。代表方如平胃散、藿香正气散等。

· 平胃散 ·

（《简要济众方》）

【组成】苍术去黑皮，捣为粗末，炒黄色，四两　厚朴去粗皮，涂生姜汁，炙令香熟，三两　陈橘皮洗令净，焙干，二两　甘草炙黄，一两

【用法】上为散。每服二钱，水一中盏，加生姜二片，大枣二枚，同煎至六分，去滓，食前温服。

【功用】燥湿运脾，行气和胃。

【主治】湿滞脾胃证。症见脘腹胀满，不思饮食，口淡无味，恶心呕吐，嗳气吞酸，肢体沉重，怠惰嗜卧，常多自利，舌苔白腻而厚，脉缓。

【方解】

君	苍术	辛香苦温，燥湿运脾
臣	厚朴	辛温而散，行气除满
佐	陈橘皮（陈皮）	理气和胃，燥湿醒脾
	生姜、大枣	补脾和胃
佐使	甘草	益气补中，调和诸药

【炮制品的合理选用】麸炒苍术 120g　姜厚朴 90g　陈皮 60g　蜜甘草 30g　生姜 2 片　大枣 2 枚

【注解】方中苍术燥湿健脾。苍术麸炒后缓和燥性，增强健脾燥湿作用，用于脾胃不和、脘腹痞满等。故宜选用麸炒苍术。

方中厚朴行气消满而兼祛湿。厚朴姜炙后减少对咽喉的刺激性，增强宽中和胃作用。故宜选用姜厚朴。

方中甘草甘缓和中，调和诸药。甘草蜜炙后以补脾和胃、益气复脉力胜，常用于脾胃虚弱、脘腹疼痛。故宜选用蜜甘草。

· 藿香正气散 ·

（《太平惠民和剂局方》）

【组成】大腹皮　白芷　紫苏　茯苓去皮，各一两　半夏曲　白术　陈皮去白　厚朴去粗皮，姜汁炙　苦桔梗各二两　藿香去土，三两　甘草炙，二两半

【用法】上为细末，每服二钱，水一盏，加生姜三片，大枣一枚，同煎至七分，热服，如欲出汗，衣被盖，再煎并服。

【功用】解表化湿，理气和中。

【主治】外感风寒，内伤湿滞证。症见恶寒发热，头痛，胸膈满闷，脘腹疼痛，恶心呕吐，肠鸣泄泻，舌苔白腻，脉浮或濡缓。以及山岚瘴疟等。

【方解】

君	藿香(广藿香)	外散风寒,内化湿浊,辟秽和中
臣	半夏曲、陈皮	理气燥湿,和胃降逆止呕
	白术、茯苓	健脾运湿止泻
佐	紫苏(紫苏叶)	辛温发散,醒脾宽中,行气止呕
	白芷	辛温发散,燥湿化浊
	大腹皮、厚朴	行气化湿,畅中行滞
	桔梗	宣肺利膈,益解表,助化湿
	生姜、大枣	内调脾胃,外和营卫
使	甘草	补脾和胃,调和药性,协姜、枣和中

【炮制品的合理选用】广藿香 9g 半夏曲 6g 陈皮 6g 麸炒白术 6g 茯苓 3g 紫苏叶 3g 白芷 3g 大腹皮 3g 姜厚朴 6g 桔梗 6g 蜜甘草 6g 生姜 3 片 大枣 1 枚

【注解】方中藿香,今用广藿香。

方中半夏曲燥湿和胃,降逆止呕。半夏曲为半夏与赤小豆、苦杏仁、鲜青蒿、鲜辣蓼、鲜苍耳的发酵加工品,增加了消食解表之功,长于消食宽中、化痰止咳。故选用半夏曲。

方中白术健脾运湿,和中止泻。白术麸炒后缓和燥性,借麸入中,健脾和胃作用较强。故宜选用麸炒白术。

方中茯苓利水渗湿健脾。茯苓生用长于利水渗湿。故宜选用茯苓。

方中紫苏辛香发散,助广藿香外散风寒,兼可芳化湿浊。紫苏按用药部位不同分为紫苏叶、紫苏梗、紫苏子三种规格。紫苏叶长于解表散寒、行气和胃;紫苏梗长于理气宽中,止痛,安胎;紫苏子长于降气化痰、止咳平喘、润肠通便。故宜选用紫苏叶。

方中厚朴燥湿下气,宽中除满。厚朴姜炙后可消除对咽喉的刺激性,并增强宽中和胃的功效。故宜选用姜厚朴。

方中甘草调药和中,补脾和胃。甘草蜜炙后以补脾和胃、益气复脉力胜,常用于脾胃虚弱、脘腹疼痛。故宜选用蜜甘草。

第二节　清热祛湿剂

清热燥湿剂适用于外感湿热，或湿热内蕴所致的湿温、黄疸、霍乱、热淋、痢疾、泄泻、痿痹等病症。常以清热利湿药如茵陈、滑石、薏苡仁等或清热燥湿药如黄连、黄芩、黄柏等为主组方。代表方如茵陈蒿汤、八正散、三仁汤、甘露消毒丹等。

· 茵陈蒿汤 ·

（《伤寒论》）

【组成】茵陈六两　栀子十四枚　大黄去皮，二两

【用法】上三味，以水一斗二升，先煮茵陈，减六升，内二味，煮取三升，去滓，分三服。

【功用】清热，利湿，退黄。

【主治】湿热黄疸证。症见一身面目俱黄，黄色鲜明，发热，无汗或但头汗出，口渴欲饮，恶心呕吐，腹微满，小便短赤，大便不爽或秘结，舌红苔黄腻，脉沉数或滑数有力。

【方解】

君	茵陈	苦寒降泄，清利脾胃肝胆湿热
臣	栀子	清热降火，通利三焦湿热
佐	大黄	泻热逐瘀，通利大便

【炮制品的合理选用】茵陈 18g先煎　栀子 12g　大黄 6g后下

【注解】方中栀子清热降火，通利三焦。栀子生用苦寒之性最强，偏于泻火利湿、凉血解毒。故宜选用栀子生品。

方中大黄泻热逐瘀，通利大便。大黄生用泻下攻积作用最强，长于清热泻火、凉血解毒、逐瘀通经。故宜选用大黄，用时后下，最大程度保留其泻下之力。

· 八正散 ·

(《太平惠民和剂局方》)

【组成】车前子　瞿麦　萹蓄　滑石　山栀子仁　甘草炙　木通　大黄面裹煨，去面，切，焙，各一斤

【用法】上为散，每服二钱，水一盏，入灯心，煎至七分，去滓，温服，食后临卧。小儿量力少少与之。

【功用】清热泻火，利水通淋。

【主治】湿热淋证。症见尿频尿急，溺时涩痛，淋沥不畅，尿色浑赤，甚则癃闭不通，小腹急满，口燥咽干，舌苔黄腻，脉滑数。

【方解】

君	滑石(滑石粉)	清热渗湿，利水通淋
	木通	上清心火，下利湿热
臣	萹蓄、瞿麦、车前子	清热利水通淋
佐	山栀子仁(栀子)	清热泻火，清利三焦湿热
	大黄	荡涤邪热，通利肠腑
	灯心草	利水通淋
佐使	甘草	调和诸药，兼能清热缓急

【炮制品的合理选用】滑石粉 9g包煎　木通 9g　盐车前子 9g　瞿麦 9g　萹蓄 9g　栀子 9g　大黄 9g后下　炒甘草 9g　灯心草 2g

【注解】方中滑石清热利尿通淋。今多用经精选净制的滑石粉，用时包煎。

方中车前子清热利尿通淋。车前子盐炙后泄热利尿而不伤阴，并引药下行，增强在肾经的作用。故宜选用盐车前子。

方中栀子清泄三焦湿热。栀子生用苦寒之性最强，偏于泻火利湿、凉血解毒。故宜选用栀子生品。

方中大黄泄热降火，通利肠腑，合诸药可令湿热由二便分消。大黄生用泻下攻积作用最强，长于清热泻火、凉血解毒、逐瘀通经。故宜选用大黄，用时后下，最大程度保留其泻下之力。

方中甘草调和诸药而缓急止痛。甘草炒后以缓急止痛、调和诸药力胜。按原注“炙”，宜选用炒甘草。

· 三仁汤 ·

（《温病条辨》）

【组成】杏仁五钱　飞滑石六钱　白通草二钱　白蔻仁二钱　竹叶二钱　厚朴二钱　生薏苡仁六钱　半夏五钱

【用法】甘澜水八碗，煮取三碗，每服一碗，日三服。

【功用】宣畅气机，清利湿热。

【主治】湿温初起或暑温夹湿之湿重于热证。症见头痛恶寒，身重疼痛，肢体倦怠，面色淡黄，胸闷不饥，午后身热，苔白不渴，脉弦细而濡。

【方解】

君	飞滑石（滑石粉）	清热利湿，解暑
臣	生薏苡仁	淡渗利湿，健脾
	白蔻仁（豆蔻）	芳香化湿，行气宽中
	杏仁（苦杏仁）	宣利肺气
佐	白通草（通草）、竹叶（淡竹叶）	甘寒淡渗，加强滑石利湿清热之功
	半夏、厚朴	行气除满，化湿和胃

【炮制品的合理选用】滑石粉 18g包煎　焯苦杏仁 15g　薏苡仁 18g　豆蔻 6g后下　通草 6g　淡竹叶 6g　姜厚朴 6g　清半夏 15g

【注解】方中飞滑石即滑石粉，因用水飞法粉碎制成，故名。用时包煎。

方中薏苡仁淡渗利湿以健脾。薏苡仁生用偏于利水渗湿、清热排脓。故选用薏苡仁。

方中杏仁即苦杏仁，宣利上焦肺气，气化则湿化。苦杏仁焯后可减毒且利于有效成分煎出，提高疗效。故宜选用焯苦杏仁。

方中白蔻仁即豆蔻，芳香化湿，行气宽中。除去果壳，取仁用。

方中白通草即通草。

方中竹叶淡渗以助清利湿热，今宜用淡竹叶代之。淡竹叶长于清心泻火，散上焦风热，除胸中痰热；淡竹叶长于清热利尿。故宜选用淡竹叶。

方中半夏辛温燥湿，散结除痞。半夏生用毒性较大，一般选用清半夏、法半夏、姜半夏等炮制品，降低毒性，其中以清半夏燥湿作用最强。故宜选用清半夏。

方中厚朴行气除满。厚朴生用虽以燥湿消痰、下气除满之力胜，但有刺激咽喉的不良反应，多用于"峻下热结，行气导滞"方剂；姜炙后减少刺激性，增强宽中和胃作用。故宜选用姜厚朴。

甘澜水又名"劳水"，用此煎药，意在取其下走之性，以助利湿之效。

· 甘露消毒丹 ·

（《医效秘传》）

【组成】飞滑石十五两　淡黄芩十两　绵茵陈十一两　石菖蒲六两　川贝母　木通各五两　藿香　连翘　白蔻仁　薄荷　射干各四两

【用法】生晒研末，每服三钱，开水调下，或神曲糊丸，如弹子大，开水化服亦可。

【功用】利湿化浊，清热解毒。

【主治】湿温时疫之湿热并重证。症见发热倦怠，胸闷腹胀，肢酸咽痛，身目发黄，颐肿口渴，小便短赤，泄泻淋浊，舌苔白或厚腻或干黄，脉濡数或滑数。

【方解】

君	飞滑石（滑石粉）	利水渗湿，清热解暑
	绵茵陈	清利湿热而退黄
	淡黄芩	清热燥湿，泻火解毒
臣	石菖蒲、藿香（广藿香）、白蔻仁（豆蔻）	行气化湿，悦脾和中，助君药祛湿之力
佐	连翘、射干、川贝母、薄荷	清热解毒，透邪散结，消肿利咽，助君药解毒之功
	木通	清热通淋，导湿热从小便而去

【炮制品的合理选用】滑石粉 450g包煎　黄芩 300g　茵陈 330g　石菖蒲 180g　广藿香 120g　豆蔻 120g后下　连翘 120g　射干 120g　川贝母 150g　薄荷 120g后下　川木通 150g

【注解】方中飞滑石即滑石粉，因用水飞法粉碎制成，故名。用时包煎。

方中绵茵陈即茵陈，以春季采收者质地绵软，故名。

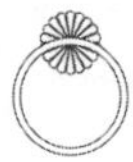

方中淡黄芩即黄芩未经酒制者。黄芩生用性味苦寒，清热泻火力强。故宜选用黄芩。

方中藿香，今用广藿香。

· 连朴饮 ·

（《霍乱论》）

【组成】制厚朴二钱　川连姜汁炒　石菖蒲　制半夏各一钱　香豉炒　焦栀各三钱　芦根二两

【用法】水煎，温服。

【功用】清热化湿，理气和中。

【主治】湿热霍乱证。症见上吐下泻，胸脘痞闷，心烦躁扰，小便短赤，舌苔黄腻，脉滑数。

【方解】

君	芦根	清热止呕除烦，兼利小便而导湿热
臣	川连（黄连）	清热燥湿
	制厚朴	宣畅气机，化湿行气
佐	制半夏	降逆和胃止呕
	焦栀（焦栀子）	清心泄热，导湿热从小便而出
	石菖蒲	芳香化湿醒脾
	香豉（淡豆豉）	宣郁止烦，合焦栀以清郁热而除心烦

【炮制品的合理选用】芦根 60g　姜厚朴 6g　姜黄连 3g　姜半夏 3g　焦栀子 9g　石菖蒲 3g　炒淡豆豉 9g

【注解】方中川连即黄连，清热燥湿。黄连姜炙后有和胃止呕之功，用于湿热中阻、痞满呕吐等。本方治证以呕吐为主，故宜选用姜黄连。

方中制厚朴理气祛湿。厚朴姜炙后可减轻对咽喉的刺激性，增强和胃作用。故宜选用姜厚朴。

方中制半夏和胃燥湿。半夏姜制后增强降逆止呕之功。故宜选用姜半夏。

方中焦栀即焦栀子。栀子炒焦后苦寒之性较炒栀子更弱，适用于脾胃虚弱之热证。故选用焦栀子。

方中香豉宣郁除烦。淡豆豉炒黄后香气逸出，利于宣郁除烦。按原注“炒”，宜选用炒淡豆豉。

· 当归拈痛汤 ·

（《医学启源》）

【组成】羌活半两　防风三钱　升麻一钱　葛根二钱　白术一钱　苍术三钱　当归身三钱　人参二钱　甘草五钱　苦参酒浸，二钱　黄芩炒，一钱　知母酒洗，三钱　茵陈酒炒，五钱　猪苓三钱　泽泻三钱

【用法】上锉，如麻豆大。每服一两，水二盏半，先以水拌湿，候少时，煎至一盏，去滓温服。待少时，美膳压之。

【功用】利湿清热，疏风止痛。

【主治】湿热相搏，外受风邪证。症见遍身肢节烦痛，或肩背沉重，或脚气肿痛，脚膝生疮，舌苔白腻微黄，脉弦数。

【方解】

君	羌活	辛散祛风，苦燥胜湿，通痹止痛
	茵陈	苦泄下降，清热利湿
臣	猪苓、泽泻	甘淡以助茵陈渗湿热于下
	黄芩、苦参	寒凉以助茵陈清热毒于内
佐	防风、升麻、葛根	辛散以助羌活祛风湿于外
	苍术	辛温以除内外之湿
	白术	甘温以健脾燥湿
	知母	苦寒质润，助诸药清热，防苦参渗利伤阴之偏
	当归身	养血活血
	人参、炙甘草	补脾养正气，补益气血
使	炙甘草	清热解毒，调和诸药

【炮制品的合理选用】羌活 15g　茵陈 15g　猪苓 9g　泽泻 9g　黄芩 3g　苦参 6g　防风 9g　升麻 3g　葛根 6g　白术 3g　苍术 9g　知母 9g　当归 9g　生晒参 6g另煎　炒甘草(或蜜甘草)15g

【注解】方中泽泻利水渗湿。泽泻生用以利水渗湿为主。故宜选用泽泻。

方中黄芩清热燥湿,泻火解毒。黄芩生用性味苦寒,清热泻火力强。故宜选用黄芩。

方中升麻解表疏风,升发脾胃清阳以化湿。升麻生用以解表透疹、清热解毒之力胜。故宜选用升麻。

方中葛根解表升阳。葛根生用解肌退热、生津止渴、透疹作用较强。故宜选用葛根。

方中苍术辛温燥湿。苍术生用温燥而辛烈,且能走表祛风湿。故宜选用苍术。

方中白术健脾燥湿。白术生用健脾燥湿作用较强。故宜选用白术。

方中知母清热润燥。知母生用清热泻火、生津润燥之力强。故宜选用知母。

方中当归身养血活血,使诸药虽燥利而不伤气血。当归生用补血活血作用强。故宜选用当归。

方中人参益气补血,扶正祛邪。人参常用生晒参和红参两种规格,生晒参偏于补气生津,以清补为主。故宜选用生晒参,用时另煎。

方中炙甘草调和药性,益气补脾,兼以清热。甘草炒后寒性降低,甘缓之性增强,缓急止痛、调和诸药力胜;蜜炙补益作用强,用于补脾和胃。本方选用炒甘草、蜜甘草均可。

·二妙散·

(《丹溪心法》)

【组成】黄柏炒　苍术米泔水浸,炒,各等分

【用法】上二味为末,沸汤,入姜汁调服。

【功用】清热燥湿。

【主治】湿热下注证。症见筋骨疼痛,或两足痿软,或足膝红肿疼痛,或湿热带下,或下部湿疮、湿疹,小便短赤,舌苔黄腻者。

【方解】

君	黄柏	寒凉苦燥,清下焦湿热
臣	苍术	辛温燥烈,健脾治生湿之本,芳燥除湿阻之标

【炮制品的合理选用】盐黄柏 15g 麸炒苍术 15g

【注解】方中黄柏苦寒燥湿,除下焦湿热。黄柏盐炙后引药入肾,增强滋肾阴、泻相火之功。故宜选用盐黄柏。

方中苍术燥湿健脾。苍术麸炒后缓和燥性,增强健脾燥湿作用。故宜选用麸炒苍术。

第三节 利水渗湿剂

利水渗湿剂适用于水湿壅盛所致的病症。水湿壅盛,或水湿停于下焦则见淋浊、癃闭、水肿、泄泻等。组方药物以甘淡利水渗湿药物为主,如茯苓、泽泻、猪苓、防己等。代表方有五苓散、猪苓汤、防己黄芪汤、五皮散等。

· 五苓散 ·

(《伤寒论》)

【组成】猪苓去皮,十八铢 泽泻一两六铢 白术十八铢 茯苓十八铢 桂枝去皮,半两

【用法】上捣为散,以白饮和服方寸匕,日三服,多饮暖水,汗出愈,如法将息。

【功用】利水渗湿,温阳化气。

【主治】

1. 膀胱气化不利之蓄水证。症见小便不利,头痛微热,烦渴欲饮,甚则水入即吐,舌苔白,脉浮。

2. 水湿内停证。症见水肿,泄泻,小便不利,以及霍乱等。

3. 痰饮脐下动悸,吐涎沫而头眩,或短气而咳者。

【方解】

君	泽泻	利水渗湿
臣	茯苓、猪苓	助泽泻利水渗湿
佐	白术	补气健脾，燥湿利水
	桂枝	温阳化气以助利水，辛温发散以祛表邪

【炮制品的合理选用】泽泻 15g　茯苓 9g　猪苓 9g　白术 9g　桂枝 6g

【注解】方中泽泻利水渗湿。泽泻生用以利水渗湿为主。故宜选用泽泻。

方中茯苓助泽泻利水渗湿。茯苓生用长于利水渗湿。故宜选用茯苓。

方中白术补气健脾而运化水湿。白术生用健脾利湿作用较强。故宜选用白术。

· 猪苓汤 ·

(《伤寒论》)

【组成】猪苓去皮　茯苓　泽泻　阿胶　滑石碎，各一两

【用法】上五味，以水四升，先煮四味，取二升，去滓，内阿胶烊消，温服七合，日三服。

【功用】利水，清热，养阴。

【主治】水热互结伤阴证。症见发热，口渴欲饮，小便不利，或心烦不寐，或咳嗽，或呕恶，或下利，舌红苔白或微黄，脉细数。

【方解】

君	猪苓	淡渗利水
臣	泽泻	助猪苓利水渗湿，兼可泄热
	茯苓	助猪苓利水渗湿，兼可健脾
佐	滑石	清热利水
	阿胶	滋阴润燥止血

【炮制品的合理选用】猪苓10g 茯苓10g 泽泻10g 阿胶10g烊化 滑石粉10g包煎

【注解】方中泽泻利水渗湿兼泄热。泽泻生用以利水渗湿为主。故宜选用泽泻。

方中茯苓利水渗湿兼健脾。茯苓生用以利水渗湿力强。故宜选用茯苓。

方中滑石清热利水。按原注“碎”,宜选用滑石粉,用时包煎。

方中阿胶滋阴润燥。非炮制品阿胶长于滋阴补血。故宜选用阿胶,用时烊化。

·防己黄芪汤·

(《金匮要略》)

【组成】防己一两 黄芪去芦,一两一分 甘草炒,半两 白术七钱半

【用法】上锉,麻豆大,每服五钱匕,生姜四片,大枣一枚,水盏半,煎八分,去滓,温服,良久再服。服后当如虫行皮中,从腰下如冰,后坐被上,又以一被绕腰以下,温令微汗,瘥。

【功用】益气祛风,健脾利水。

【主治】表虚之风水或风湿证。症见汗出恶风,身重微肿,或肢节疼痛,小便不利,舌淡苔白,脉浮。

【方解】

君	防己	祛风胜湿止痛
	黄芪	益气补虚,扶正固表,利水消肿
臣	白术	利水消肿,补气健脾祛湿
佐	生姜	和脾胃,调营卫,助防己祛风湿
	大枣	和脾胃,调营卫,助黄芪、白术补脾气
佐使	甘草	益气健脾和中,调和诸药

【炮制品的合理选用】防己12g 黄芪15g 白术9g 蜜甘草6g 生姜4片 大枣1枚

【注解】方中黄芪益气固表，行水消肿。黄芪生用以利水消肿、生津养血、行滞通痹为主。故宜选用黄芪。

方中白术补气健脾祛湿。白术生用利水消肿、健脾利湿作用强。故宜选用白术。

方中甘草培土和中，调和药性。甘草蜜炙后补益作用强，用于补脾和胃。故宜选用蜜甘草。

· 五皮散 ·

（《华氏中藏经》）

【组成】生姜皮　桑白皮　陈橘皮　大腹皮　茯苓皮各等分

【用法】上为粗末，每服三钱，水一盏半，煎至八分，去滓，不拘时候温服。

【功用】利水消肿，理气健脾。

【主治】水停气滞之皮水证。症见一身悉肿，肢体沉重，心腹胀满，上气喘急，小便不利，以及妊娠水肿等，苔白腻，脉沉缓。

【方解】

君	茯苓皮	健脾渗湿，利水消肿
臣	大腹皮	行气消胀，利水消肿
	陈橘皮（陈皮）	理气健脾化湿
佐	生姜皮	散皮间水气以消肿
	桑白皮	肃降肺气以通调水道

【炮制品的合理选用】茯苓皮 9g　大腹皮 9g　陈皮 9g　生姜皮 9g　桑白皮 9g

【注解】方中茯苓皮甘淡渗利，行水消肿。茯苓生用以利水渗湿为主。故宜选用茯苓，取皮用。

方中陈橘皮即陈皮，理气和胃，醒脾化湿。宜选用贮放一年以上的陈皮，取其理气之力强，燥性缓和。

方中生姜皮和脾降肺，行水消肿而除胀满。取生姜皮用。

方中桑白皮肃降肺气，泻肺行水。桑白皮生用泻肺利水消肿作用较强。故宜选用桑白皮。

第四节 温化寒湿剂

温化寒湿剂适用于阳虚不能化水或湿从寒化、湿与寒结所致的痰饮、水肿、痹证、脚气等。常以温里药如附子、桂枝、干姜及健脾利湿药如茯苓、白术等为主组方。代表方如苓桂术甘汤、真武汤、实脾饮等。

· 苓桂术甘汤 ·

(《金匮要略》)

【组成】茯苓四两 桂枝三两 白术三两 甘草炙,二两

【用法】上四味,以水六升,煮取三升,去滓,分温三服。

【功用】温阳化饮,健脾利湿。

【主治】中阳不足之痰饮证。症见胸胁支满,目眩心悸,短气而咳,舌苔白滑,脉弦滑或沉紧。

【方解】

君	茯苓	健脾利湿化饮
臣	桂枝	温阳散寒化饮
佐	白术	健脾燥湿,助茯苓培土制水
使	甘草	配桂枝以辛甘化阳,合白术以益气补脾,兼调和药性

【炮制品的合理选用】茯苓 12g 桂枝 9g 白术 9g 蜜甘草 6g

【注解】方中茯苓健脾利湿。茯苓生用以利水渗湿力强。故宜选用茯苓。

方中白术健脾燥湿。白术生用健脾燥湿、利水消肿力强。故宜选用白术。

方中甘草益气补脾,调和药性。甘草蜜炙后补益作用强,用于补脾和胃。故宜选用蜜甘草。

· 真武汤 ·

（《伤寒论》）

【组成】茯苓三两　芍药三两　白术二两　生姜切,三两　附子炮,去皮,破八片,一枚

【用法】上五味，以水八升，煮取三升，去滓，温服七合，日三服。

【功用】温阳利水。

【主治】

1. 脾肾阳虚，水气内停水泛证。症见小便不利，四肢沉重疼痛，腹痛下利，或肢体浮肿，或咳，或呕，舌淡胖，苔白不渴，脉沉细。

2. 太阳病发汗太过，阳虚水泛证。症见汗出不解，其人仍发热，心下悸，头眩，身瞤动，振振欲擗地者。

【方解】

君	附子	温肾暖脾，化气行水
臣	白术	健脾益气，燥湿利水
	茯苓	甘淡利水渗湿
佐	生姜	助附子温阳散寒，合茯苓、白术宣散水湿，兼能和胃降逆止呕
	芍药（白芍）	利小便以行水气，柔肝缓急以止腹痛，敛阴舒筋以解筋肉瞤动，并防止附子燥热伤阴

【炮制品的合理选用】炮附片 9g先煎　茯苓 9g　白术 6g　炒白芍 9g　生姜 9g

【注解】方中附子温肾助阳，兼暖脾土。附子有黑顺片、白附片、淡附片、炮附片等炮制规格，其中炮附片长于温肾暖脾、补命门之火。本方主治脾肾阳虚，按原注“炮去皮”，故宜选用炮附片，用时先煎以降低毒性。

方中白术健脾利湿。白术生用健脾利湿作用较强。故宜选用白术。

方中芍药即白芍，利水行气，柔肝止痛，敛阴舒筋。白芍炒后性缓，以养血敛阴作用强。故宜选用炒白芍。

方中生姜助附子温阳散寒，合茯苓、白术宣散水湿，兼能和胃降逆止呕，生姜属于辛温解表药，具有散寒解表、温中止呕的功效，故宜选用生姜。

·实脾散·

（《重订严氏济生方》）

【组成】厚朴去皮，姜炙，炒　白术　木瓜去瓤　木香不见火　草果仁　大腹子　附子炮，去皮、脐　白茯苓去皮　干姜炮，各一两　甘草炙，半两

【用法】上㕮咀，每服四钱，水一盏半，生姜五片，大枣一枚，煎至七分，去滓，温服，不拘时服。

【功用】温阳健脾，行气利水。

【主治】脾肾阳虚，水气内停之阴水证。症见身半以下肿甚，手足不温，口中不渴，胸腹胀满，大便溏薄，舌苔白腻，脉沉弦而迟者。

【方解】

君	附子	温补肾阳以助化气行水
	干姜	温运脾阳以助运化水湿
臣	白术	健脾益气，燥湿利水
	白茯苓	甘淡利水渗湿
佐	木瓜	除湿醒脾和中
	厚朴、木香、大腹子（槟榔）	行气导滞，化湿行水
	草果仁	温中燥湿
佐使	甘草	益脾和中，调和药性
	生姜	温中和胃，兼能温散水气
	大枣	补中益气

【炮制品的合理选用】炮附片 6g先煎　干姜 6g　白术 6g　茯苓 6g　木瓜 6g　姜厚朴 6g　木香 6g　炒槟榔 6g　草果仁 6g　蜜甘草 3g　生姜 5 片　大枣 1 枚

【注解】方中附子温肾化气以行水。附子有黑顺片、白附片、淡附片、炮附片等炮制规格，其中炮附片长于温肾暖脾、补命门之火。按原注“炮去皮”，故宜选用炮附片，用时先煎以降低毒性。

方中干姜偏温脾阳。干姜为生姜的干燥品，温中、回阳及化饮作用较强。故选用干姜。

方中白术健脾利湿。白术生用健脾利湿作用较强。故宜选用白术。

方中白茯苓健脾利湿。茯苓分白、赤两种，实为同一药材，其菌核部分白色者为白茯苓，菌核接近外皮部的淡红色部分为赤茯苓。茯苓生用以利水渗湿力强。故宜选用茯苓。

方中厚朴行气化湿。厚朴姜炙后增强宽中和胃的功效，并可消除对咽喉的刺激性。故宜选用姜厚朴。

方中木香行气止痛。木香生用作用偏于行气止痛。故宜选用木香。

方中草果仁燥湿温中。草果炒后去壳取仁，既选取有效部位，又缓和燥性。故选用草果仁。

方中大腹子即槟榔，行气导滞。槟榔炒后药性缓和，免于耗伤正气。故宜选用炒槟榔。

方中甘草益脾和中，兼调和药性。甘草蜜炙后补益作用强，用于补脾和胃。故宜选用蜜甘草。

· 萆薢分清饮 ·

（《杨氏家藏方》）

【组成】益智仁　川萆薢　石菖蒲　乌药各等分

【用法】上锉为末，每服三钱，水一盏半，入盐一捻，同煎至七分，食前温服。

【功用】温肾利湿，分清化浊。

【主治】下焦虚寒之膏淋、白浊证。症见小便频数，浑浊不清，白如米泔，凝如膏糊，舌淡苔白，脉沉。

【方解】

君	川萆薢	利湿祛浊
臣	益智仁（益智）	温补肾阳，固精缩尿
佐	石菖蒲	化浊祛湿，兼祛膀胱之寒，助川萆薢分清化浊
	乌药	温肾散寒，行气止痛
使	盐	咸以入肾，引药直达下焦

【炮制品的合理选用】粉萆薢 9g　盐益智 9g　石菖蒲 9g　乌药 9g　盐 0.5g

【注解】方中川萆薢,今用粉萆薢。

方中益智温肾阳,缩小便。益智盐炙后缓和辛燥之性,引药入肾,偏于固精缩尿。故宜选用盐益智。

第五节　祛风胜湿剂

祛风胜湿剂适用于风湿在表所致的头痛身重,或风湿痹阻经络所致的肢节不利、腰膝顽麻痹痛等证。常以祛风湿药如羌活、独活、防风、秦艽等为主组方;若风湿痹阻经络,日久不愈,易致血行涩滞,损及肝肾气血,故常配伍活血通络、补益肝肾以及补气养血之品。代表方如羌活胜湿汤、独活寄生汤。

· 羌活胜湿汤 ·

(《脾胃论》)

【组成】羌活　独活各一钱　藁本　防风　甘草炙,各五分　蔓荆子三分　川芎二分

【用法】上㕮咀,都作一服,水二盏,煎至一盏,去滓,食后温服。

【功用】祛风,胜湿,止痛。

【主治】风湿犯表之痹证。症见肩背痛不可回顾,头痛身重,或腰脊疼痛,难以转侧,苔白,脉浮。

【方解】

君	羌活、独活	祛风除湿,通利关节,散周身风湿而止痹痛
臣	防风	散风胜湿而治一身之痛
	川芎	疏散风邪,活血行气而止头身之痛
佐	藁本	疏散太阳经之风寒湿邪,止颠顶头痛
	蔓荆子	散头面之邪,清利头目
使	甘草	缓诸药辛散之性,调和诸药

【炮制品的合理选用】羌活 6g 独活 6g 防风 3g 川芎 3g 藁本 3g 炒蔓荆子 2g 炒甘草(或蜜甘草)3g

【注解】方中川芎疏散周身风邪,活血行气止痛。川芎生用辛香走串力强,长于祛风止痛、活血行气。故宜选用川芎。

方中蔓荆子轻浮上行,主散头面之邪,并可清利头目。蔓荆子炒后长于升清阳之气、祛风止痛,且寒性趋于缓和。故宜选用炒蔓荆子。

方中甘草缓诸药辛散之性,兼调和诸药。甘草炒后甘缓之性增强,调和诸药力胜;蜜甘草更具补益作用。选用炒甘草或蜜甘草均可。

· 独活寄生汤 ·

(《备急千金要方》)

【组成】独活三两 桑寄生 杜仲 牛膝 细辛 秦艽 茯苓 桂心 防风 川芎 人参 甘草 当归 芍药 干地黄各二两

【用法】上十五味,㕮咀,以水一斗,煮取三升,分三服,温身勿冷也。

【功用】祛风湿,止痹痛,益肝肾,补气血。

【主治】痹证日久,肝肾两虚,气血不足证。症见腰膝疼痛,痿软,肢节屈伸不利,或麻木不仁,畏寒喜温,心悸气短,舌淡苔白,脉细弱。

【方解】

君	独活	祛下焦风寒湿邪而除痹痛
	细辛	发散风寒,搜剔筋骨风湿止痛
臣	防风、秦艽	祛风胜湿,活络舒筋
	桂心	温里祛寒,通行血脉
	桑寄生、牛膝、杜仲	补肾,祛风湿,壮筋骨
佐	当归、芍药(白芍)、干地黄、川芎	养血活血
	人参、茯苓、甘草	补气健脾
使	甘草	调和诸药

【炮制品的合理选用】独活 9g 防风 6g 细辛 3g 秦艽 6g 肉桂 6g

桑寄生 6g 酒牛膝 6g 盐杜仲 6g 酒当归 6g 炒白芍 6g 熟地黄 6g 川芎 6g 生晒参 6g另煎 茯苓 6g 蜜甘草 6g

【注解】方中桂心即肉桂去除外表粗皮者,也即“官桂”,温里祛寒,通利血脉。

方中牛膝活血止痛,又补肝肾,强筋骨。牛膝酒炙后活血祛瘀、通经止痛的作用增强,用于风湿痹痛。故宜选用酒牛膝。

方中杜仲补肝肾,强筋骨。杜仲盐炙后引药入肾,补肝肾、强筋骨的作用增强。故宜选用盐杜仲。

方中当归养血活血。当归酒炙后活血作用更强。故宜选用酒当归。

方中芍药养血敛阴。唐代芍药用白芍。白芍炒后养血敛阴作用强。故宜选用炒白芍。

方中干地黄滋阴补血。酒蒸后的熟地黄,功能由清转补,以滋阴补血、益精填髓为主。故宜选用熟地黄。

方中川芎活血止痛。川芎生用长于活血行气、祛风止痛。故宜选用川芎。

方中人参补气健脾。人参有生晒参和红参两种主要炮制规格,生晒参偏于清补生津;红参大补元气,摄血固脱。本方宜选用生晒参。

方中甘草补气益脾,兼调和诸药。甘草蜜炙后以补脾益气力胜。故宜选用蜜甘草。

第十七章

祛痰剂

以祛痰药为主，具有消除痰涎等作用，主治各种痰证的方剂称为祛痰剂。属于八法中的“消法”。

痰为机体的病理产物，可留滞于脏腑、经络、肢体而致病，故痰病的范围很广，种类较多，就其性质而言，可分为湿痰、热痰、燥痰、寒痰、风痰等。因此，本章方剂相应地分为燥湿化痰剂、清热化痰剂、润燥化痰剂、温化寒痰剂、治风化痰剂五类。

第一节　燥湿化痰剂

燥湿化痰剂适用于湿痰证，主要症状为咳嗽痰多、色白易咳、胸脘痞闷、呕恶眩晕、肢体困重、舌苔白腻或白滑、脉缓或滑等。组方药物以燥湿化痰药为主，如半夏、陈皮、胆南星等，并配伍健脾燥湿药及行气之品如茯苓、白术、枳实等。代表方如二陈汤、温胆汤。

· 二陈汤 ·

（《太平惠民和剂局方》）

【组成】半夏汤洗七次　橘红各五两　白茯苓三两　甘草炙，一两半

【用法】上药㕮咀，每服四钱，用水一盏，生姜七片，乌梅一个，同煎六分，去滓，热服，不拘时候。

【功用】燥湿化痰，理气和中。

【主治】湿痰证。症见咳嗽痰多，色白易咳，胸膈痞闷，恶心呕吐，肢体困

倦，或头眩心悸，舌苔白滑或腻，脉滑。

【方解】

君	半夏	燥湿化痰
臣	橘红	理气燥湿化痰
	白茯苓	健脾渗湿，使湿去脾旺，痰无由生
佐	生姜	降逆化饮，既能制半夏之毒，又能助半夏、陈皮行气消痰，和胃止呕
	乌梅	收敛肺气，使祛痰而不伤正
使	甘草	调和药性，且助茯苓健脾益气

【炮制品的合理选用】清半夏 15g　陈皮 15g　茯苓 9g　蜜甘草 4.5g　生姜 7 片　乌梅肉 6g

【注解】方中半夏燥湿化痰。半夏生用毒性较大，一般选用清半夏、法半夏、姜半夏等炮制品，降低毒性，其中以清半夏燥湿作用最强。故宜选用清半夏，并以陈旧者入药为佳，即“二陈”之一。

方中橘红，今常用陈皮，理气燥湿祛痰。宜选用陈旧者入药为佳，亦为“二陈”之一。

方中白茯苓健脾渗湿。茯苓分白、赤两种，实为同一药材，其菌核部分白色者为白茯苓，菌核接近外皮部的淡红色部分为赤茯苓。茯苓生用以利水渗湿力强。故宜选用茯苓。

方中乌梅收敛肺气，与半夏相伍，散中有收。乌梅生用与醋炙功能基本相同，醋乌梅增加收敛固涩作用，常用于久咳或蛔厥。本方宜选用乌梅。

方中甘草调和药性，且助茯苓健脾益气以杜绝生痰之源。甘草蜜炙后以补脾益气力胜。故宜选用蜜甘草。

· 温胆汤 ·

（《三因极一病证方论》）

【组成】半夏汤洗七次　竹茹　枳实麸炒，去瓤，各二两　陈皮三两　甘草炙，一两　茯苓一两半

【用法】上锉为散。每服四大钱，水一盏半，姜五片，大枣一枚，煎七分，去滓，食前服。

【功用】理气化痰，清胆和胃。

【主治】胆胃不和，痰热内扰证。症见胆怯易惊，虚烦不宁，失眠多梦；或呕吐呃逆，眩晕，或癫痫，苔腻微黄，脉弦滑。

【方解】

君	半夏	燥湿化痰，降逆和胃
臣	竹茹	清胆和胃，止呕除烦
佐	枳实	降气和胃，助竹茹清热化痰
	陈皮	理气燥湿化痰
	茯苓	甘淡健脾渗湿
	生姜、大枣	调和脾胃
使	甘草	益脾和中，调和诸药

【炮制品的合理选用】姜半夏 6g　竹茹 6g　麸炒枳实 6g　陈皮 9g　茯苓 4.5g　蜜甘草 3g　生姜 5 片　大枣 1 枚

【注解】方中半夏燥湿化痰，降逆和胃。半夏生用毒性较大，一般选用清半夏、法半夏、姜半夏等炮制品，降低毒性，其中姜半夏长于降逆止呕、和中。故宜选用姜半夏。

方中竹茹清胆和胃，止呕除烦。竹茹生用微有寒性，清热化痰作用力胜。故宜选用竹茹。

方中枳实降气和胃。枳实麸炒后降气和胃力胜，燥性缓和。故宜选用麸炒枳实。

方中甘草益脾和中，调和诸药。甘草蜜炙后以补脾益气力胜。故宜选用蜜甘草。

第二节　清热化痰剂

清热化痰剂适用于热痰证，主要症状为咳嗽痰黄、黏稠难咯、胸闷烦热、舌红、苔黄腻、脉滑数等，还可用于治疗痰火郁结而致的惊悸、癫狂和瘰疬等。组方药物以清热化痰药为主，如瓜蒌、胆南星、竹茹、贝母、礞石等。代表方如清气化痰丸、滚痰丸。

· 清气化痰丸 ·

（《医方考》）

【组成】陈皮去白　杏仁去皮尖　枳实麸炒　黄芩酒炒　瓜蒌仁去油　茯苓各一两　胆南星　制半夏各一两半

【用法】姜汁为丸。每服二三钱，温水送下。

【功用】清热化痰，理气止咳。

【主治】痰热蕴肺证。症见咳嗽，痰稠色黄，咯之不爽，胸膈痞满，甚则气急呕恶，舌质红，苔黄腻，脉滑数。

【方解】

君	胆南星	清热豁痰
臣	瓜蒌仁（瓜蒌子）	清热化痰
	黄芩	清泄肺火
佐	制半夏	燥湿化痰
	枳实、陈皮	下气开痞，消痰散结
	茯苓	健脾渗湿
	杏仁（苦杏仁）	宣降肺气
使	生姜	助半夏降逆化痰，又可解其毒性

【炮制品的合理选用】胆南星 6g　瓜蒌子 6g　酒黄芩 6g　清半夏 9g　枳实 6g　陈皮 6g　焯苦杏仁 6g　茯苓 6g　生姜 3 片

【注解】方中胆南星清热化痰。天南星生用毒性较大，一般选用制天南星、胆南星等炮制品，降低毒性，其中胆南星药性由温转凉，功能由温化寒痰转为清化热痰，且燥烈之性缓和。故选用胆南星。

方中瓜蒌仁即瓜蒌子，清热化痰。瓜蒌子生用性寒，功能偏于清热化痰、润肺止咳，多用于肺热咳嗽。故宜选用瓜蒌子。

方中黄芩清肺泻火。黄芩酒制后引药上行，更适用于上焦肺热咳喘。故宜选用酒黄芩。

方中半夏燥湿化痰。半夏生用毒性较大，一般选用清半夏、法半夏、姜半夏等炮制品，降低毒性，其中以清半夏燥湿作用最强。故宜选用清半夏。

方中枳实下气消痞。枳实生用长于破气消痰。故宜选用枳实。

方中陈皮理气宽中，燥湿化痰。宜选用贮放一年以上者为佳，取其理气力强，燥性缓和。

方中杏仁即苦杏仁，宣降肺气。苦杏仁焯后可减毒，且利于有效成分保留、溶出。故宜选用焯苦杏仁。

· 滚痰丸 ·

（《玉机微义》引《泰定养生主论》）

【组成】大黄酒蒸　片黄芩酒洗净，各八两　礞石一两捶碎，同焰消一两，投入小砂罐内盖之，铁线缚定，盐泥固济，晒干，火煅红，候冷取出　沉香半两

【用法】上为细末，水丸梧桐子大，每服四五十丸，量虚实加减服，清茶、温水送下，临卧食后服。

【功用】泻火逐痰。

【主治】实热老痰证。症见癫狂昏迷，或惊悸怔忡，或咳喘痰稠，或胸脘痞闷，或眩晕耳鸣，或绕颈结核，或口眼蠕动，或不寐，或梦寐奇怪状，或骨节楚痛，或噎息烦闷，大便秘结，舌苔黄腻，脉滑数有力。

【方解】

君	礞石	平肝镇惊，攻逐顽痰
臣	大黄	活血祛瘀，荡涤实热
佐	片黄芩	清上焦湿热
	沉香	行气开郁，降逆平喘

【炮制品的合理选用】煅青礞石 3g　熟大黄 24g　酒黄芩 24g　沉香 2g

【注解】方中礞石即青礞石，善能攻坠陈积伏匿之老痰。礞石与硝石同煅后，攻逐下行之力尤强。故宜选用煅青礞石。

方中大黄活血祛瘀，荡涤实热。大黄酒蒸后为熟大黄，泻下攻积作用减弱，活血逐瘀作用增强，并减缓峻下及腹痛等副作用。故宜选用熟大黄。

方中片黄芩即黄芩，苦寒泻火，专清上焦气分之热。黄芩酒制后宜用于上焦肺热，并缓和其苦寒之性。故宜选用酒黄芩。

第三节 润燥化痰剂

润燥化痰剂适用于燥痰证。主要症状为咳嗽痰稠而黏，咯痰不爽，甚则咯痰带血或呛咳，咽喉干燥，舌干少津，苔干，脉涩等。组方药物以润肺化痰药为主，如贝母、瓜蒌等。代表方如贝母瓜蒌散。

· 贝母瓜蒌散 ·

（《医学心悟》）

【组成】贝母一钱五分　瓜蒌一钱　花粉　茯苓　橘红　桔梗各八分

【用法】为末，水煎服。

【功用】润肺清热，理气化痰。

【主治】燥痰证。症见咳嗽，痰少而黏，咳痰不爽，涩而难出，咽喉干燥，苔白而干，脉浮。

【方解】

君	贝母	润肺清热，化痰止咳
臣	瓜蒌	理气化痰，润肺清热
佐	花粉（天花粉）	清肺润燥生津
	橘红	理气化痰，使气顺痰消
	茯苓	健脾渗湿，以杜生痰之源
	桔梗	宣利肺气，令肺金宣降有权

【炮制品的合理选用】川贝母 9g　瓜蒌 6g　天花粉 5g　茯苓 5g　橘红

5g　桔梗 5g

【注解】方中贝母润肺清热，化痰止咳。按贝母常用川贝母、浙贝母两种，川贝母更善于润肺止咳，故宜选用川贝母。

方中花粉即天花粉。

第四节　温化寒痰剂

温化寒痰剂适用于寒痰证。主要症状为咳嗽痰多、色白清稀、遇寒加重、胸脘痞满、舌苔白滑、脉沉迟而滑等。组方药物以温肺化痰药物为主，如干姜、细辛等。代表方如苓甘五味姜辛汤。

·苓甘五味姜辛汤·

（《金匮要略》）

【组成】茯苓四两　甘草三两　干姜三两　细辛三两　五味子半升

【用法】上五味，以水八升，煮取三升，去滓，温服半升，日三服。

【功用】温肺化饮。

【主治】寒饮咳嗽证。症见咳嗽痰多，色白清稀，胸膈痞满，舌苔白滑，脉弦滑。

【方解】

君	干姜	温肺散寒以化饮，温运脾阳以化湿
臣	细辛	温肺化饮，助干姜散其凝聚之饮
	茯苓	健脾渗湿，既化积聚之痰，又杜生痰之源
佐	五味子	收敛肺气而止咳
使	甘草	和中调药

【炮制品的合理选用】干姜 9g　茯苓 12g　细辛 3g　醋五味子 5g　蜜甘草 9g

【注解】方中干姜温肺散寒化饮。生姜、干姜、炮姜为同一药材姜的不同炮制品,其中干姜温中化饮作用较强。故宜选用干姜。

方中五味子敛肺止咳。五味子醋制后增强酸涩收敛作用,可用于久咳肺气耗散者。故宜选用醋五味子。

方中甘草和中调药。甘草蜜炙后补益作用较强,用于补脾和胃。故宜选用蜜甘草。

· 三子养亲汤 ·

(《杂病广要》引《皆效方》)

【组成】莱菔子 白芥子 苏子(原书未著用量)

【用法】上各洗净,微炒,击碎,看何证多,则以所主者为君,余次之。每剂不过三钱。用生绢小袋盛之,煮作汤饮,随甘草代茶水啜用。不宜煎熬太过。若大便素实者,临服加熟蜜少许;若冬寒加生姜三片。

【功用】温化痰饮,降气消食。

【主治】痰壅气逆食滞证。症见咳嗽喘逆,痰多胸痞,食少难消,舌苔白腻,脉滑。

【方解】

君	莱菔子	消食导滞,下气祛痰
臣	白芥子(芥子)	温肺利气,畅膈消痰
	苏子(紫苏子)	降气消痰,止咳平喘

【炮制品的合理选用】炒莱菔子 9g 炒芥子 6g 炒紫苏子 6g

【注解】本方用于寒痰夹食,痰壅气逆食滞证。按原方"看何证多,则以所主者为君,余次之",食积痰多为主则以莱菔子为君,寒痰壅盛为主则以白芥子为君,痰壅气逆为主则以紫苏子为君。

方中莱菔子消食导滞,下气祛痰。莱菔子炒后药性缓和,以降为主,偏于消食除胀、降气化痰。故宜选用炒莱菔子。

方中白芥子即芥子,温肺利气,畅膈消痰。芥子辛温燥烈,炒后药性缓和。故宜选用炒芥子。

方中苏子即紫苏子,降气消痰,止咳平喘。紫苏子炒后辛散之性缓和,多

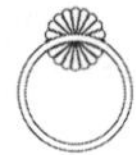

用于喘咳。故宜选用炒紫苏子。

第五节　化痰息风剂

化痰息风剂适用于风痰证。主要症状为眩晕头痛，甚则昏厥，不省人事等。组方药物以化痰药如半夏、天南星、贝母、天竺黄等配伍平息内风药如天麻、钩藤等。代表方如半夏白术天麻汤、定痫丸。

· 半夏白术天麻汤 ·

（《医学心悟》）

【组成】半夏一钱五分　天麻　茯苓　橘红各一钱　白术三钱　甘草五分

【用法】生姜一片，大枣二枚，水煎服。

【功用】化痰息风，健脾祛湿。

【主治】风痰上扰证。症见眩晕，头痛，胸膈痞闷，恶心呕吐，舌苔白腻，脉弦滑。

【方解】

君	半夏	燥湿化痰，降逆止呕
	天麻	平肝潜阳，息风止眩
臣	白术、茯苓	健脾祛湿，既消已生之痰，又杜生痰之源
佐	橘红	理气化痰，使气顺则痰消
	生姜、大枣	调和脾胃，生姜兼制半夏之毒
使	甘草	调药和中

【炮制品的合理选用】法半夏 4.5g　天麻 3g　麸炒白术 9g　茯苓 3g　橘红（或陈皮）3g　蜜甘草 1.5g　生姜 1 片　大枣 2 枚

【注解】方中半夏燥湿化痰，降逆止呕。半夏用甘草、石灰加工后，不仅降低了半夏的毒性，也增强了半夏的祛痰止咳作用，法半夏长于燥湿化痰，多用于痰多咳喘、痰饮眩悸、风痰眩晕、痰厥头痛。故宜选用法半夏。

方中白术健脾燥湿。白术麸炒后缓和燥性,借麸入中,增强健脾作用。故宜选用麸炒白术。

方中橘红理气化痰,临床常以陈皮代之。橘红与陈皮为同一药材橘皮的不同部位,陈皮即橘皮之陈久者,橘红为橘皮除去内部白色部分后的外果皮。按《本草纲目》橘皮"和中理胃药则留白,下气消痰药则去白"。本方选用橘红或陈皮均可。

方中甘草调药和中。甘草蜜炙后补益作用较强,用于补脾和胃。故宜选用蜜甘草。

· 定痫丸 ·

(《医学心悟》)

【组成】明天麻　川贝母　半夏姜汁炒　茯苓蒸　茯神去木,蒸,各一两　胆南星九蒸者　石菖蒲杵碎,取粉　全蝎去尾,甘草水洗　僵蚕甘草水洗,去咀,炒　真琥珀腐煮,灯草研,各五钱　陈皮洗,去白　远志去心,甘草水泡,各七钱　丹参酒蒸　麦冬去心,各二两　辰砂细研,水飞,三钱

【用法】用竹沥一小碗,姜汁一杯,再用甘草四两熬膏,和药为丸,如弹子大,辰砂为衣,每服一丸。

【功用】涤痰息风,清热定痫。

【主治】痰热痫证。症见忽然发作,眩仆倒地,不省高下,甚则抽搐,目斜口㖞,痰涎直流,叫喊作声,舌苔白腻微黄,脉弦滑略数。亦可用于癫狂。

【方解】

君	竹沥	清热化痰,镇惊利窍
	胆南星	清火化痰,镇惊定痫
臣	明天麻	平肝息风
	半夏	燥湿化痰,降逆和中
	远志	开心窍,安心神
	石菖蒲	芳香化浊,除痰开窍

续表

	陈皮	理气燥湿化痰，使气顺痰消
	茯苓	健脾祛湿，以杜生痰之源
	川贝母	养阴润肺，清热化痰
	僵蚕	化痰散结
	全蝎	息风止痉
佐	丹参	活血清心除烦
	麦冬	滋阴清热除烦
	真琥珀（琥珀）、茯神	安神定惊
	辰砂（朱砂）	镇惊安神
	姜汁	化痰，助竹沥行经络
使	甘草	补益，祛痰，调和药性

【炮制品的合理选用】竹沥 10ml　胆南星 3g　法半夏 6g　天麻 6g　制远志 4.5g　石菖蒲 3g　陈皮（或橘红）4.5g　茯苓 6g　川贝母 6g　麸炒僵蚕 3g　全蝎 3g　酒丹参 12g　麦冬 12g　茯神 6g　琥珀 3g　朱砂（粉）2g　生姜 6g　甘草 24g

【注解】方中胆南星清火化痰，镇惊定痫。天南星生用毒性较大，一般选用制天南星、胆南星等炮制品，降低毒性，其中胆南星药性由温转凉，功能由温化寒痰转为清化热痰，且燥烈之性缓和。故选用胆南星。

方中明天麻即天麻，以切片后光洁透明者为佳，故名。

方中半夏燥湿化痰，降逆和中。半夏生用毒性较大，用甘草、石灰加工后，不仅降低了半夏的毒性，也增强了半夏的祛痰止咳作用，故法半夏长于燥湿化痰。多用于痰多咳喘、痰饮眩悸、风痰眩晕、痰厥头痛。故宜选用法半夏。

方中远志开心窍，安心神。远志用甘草水煮后，以安神益智力胜，且缓和燥性及生品“刺喉”副作用。故宜选用制远志。

方中陈皮理气燥湿化痰，按原注“去白”者应为橘红。临床常混用陈皮、橘红，但橘红较陈皮长于理气燥湿化痰。本方选用陈皮或橘红均可。

方中僵蚕化痰散结，祛风定惊。僵蚕麸炒后长于化痰散结，并能矫正气味，便于粉碎和服用。故宜选用麸炒僵蚕。

方中丹参活血清心除烦。丹参酒炙后活血祛瘀止痛之功增强。故宜选用酒丹参。

方中真琥珀即琥珀。

方中辰砂即朱砂，昔以湖南辰州（今沅陵一带）产者为地道，故名。按原注“细研，水飞”，即按水飞法研为朱砂粉。

·止嗽散·

（《医学心悟》）

【组成】桔梗炒 荆芥 紫菀蒸 百部蒸 白前蒸，各二斤 甘草炒，十二两 陈皮水洗，去白，一斤

【用法】上为末，每服三钱，食后，临卧开水调下。初感风寒，生姜汤调下。

【功用】宣利肺气，疏风止咳。

【主治】风邪犯肺之咳嗽证。症见咳嗽咽痒，咯痰不爽，或微有恶风发热，舌苔薄白，脉浮。

【方解】

君	紫菀	温肺下气，祛痰止咳
	百部	温润止咳
臣	白前	降气化痰止嗽
	桔梗	开宣肺气，祛痰利膈
佐	荆芥	辛散疏风，透邪解表
	陈皮	理气化痰，使气顺而痰消
	生姜	配荆芥加强散风寒之力，配陈皮降逆和中而化痰
使	甘草	调和诸药

【炮制品的合理选用】蜜紫菀 12g 蜜百部 12g 桔梗 12g 蜜白前 12g 荆芥 12g 炒甘草 4g 陈皮（或橘红）6g

【注解】方中紫菀润肺下气化痰。紫菀蜜炙后转泻为润，以润肺止咳力胜，多用于肺虚久咳等。故宜选用蜜紫菀。

方中百部润肺下气止咳。百部蜜炙后缓和对胃的刺激性，并增强润肺止

咳的功效。故宜选用蜜百部。

方中白前降气化痰止嗽。白前蜜炙后缓和对胃的刺激性，偏于润肺降气，增强止咳作用。故宜选用蜜白前。

方中荆芥辛散疏风，解表利咽。荆芥生用偏于解表疏风。故宜选用荆芥。

方中陈皮理气化痰，按原注“去白”应为橘红。临床常混用陈皮、橘红，但橘红较陈皮长于理气燥湿化痰。本方选用陈皮或橘红均可。

方中甘草调和诸药，合桔梗、荆芥又有利咽止咳之功。甘草生用长于化痰止咳；炒后偏于缓急止痛、调和诸药；蜜炙后以补脾和胃力胜。本方宜选用炒甘草。

第十八章 消食剂

以消食药为主，具有消食运脾、化积导滞等作用，主治各种食积证的方剂，称为消食剂。属于“八法”中的“消法”。

食积证多因饮食不节、暴饮暴食，或因脾虚饮食难消所致。因此，本章方剂分消食化滞剂和健脾消食剂两类。

第一节 消食化滞剂

消食化滞剂适用于食积内停证。主要症状为脘腹痞闷、嗳腐吞酸、恶食呕逆、腹痛泄泻、苔腻、脉滑等。组方药物以消食药为主，如山楂、神曲、莱菔子等。食积易阻滞气机，又易生湿化热，故常配伍理气、化湿、清热药等。若积滞不行，导致大便不通或痢下赤白，又须适当配伍泻下药以攻积导滞。代表方如保和丸、枳实导滞丸等。

· 保和丸 ·

（《丹溪心法》）

【组成】山楂六两　神曲二两　半夏　茯苓各三两　陈皮　连翘　莱菔子各一两

【用法】上为末，炊饼为丸，如梧桐子大，每服七八十丸，食远白汤下。

【功用】消食化滞，理气和胃。

【主治】食积证。症见脘腹痞满胀痛，嗳腐吞酸，恶食呕逆，或大便泄泻，舌苔厚腻，脉滑。

【方解】

君	山楂	消各种饮食积滞，尤善消肉食油腻积滞
臣	神曲	消食健脾，长于化酒食陈腐之积
	莱菔子	消食下气化痰，长于消麦面痰气之积
佐	陈皮、半夏	行气化滞，和胃降逆止呕
	茯苓	健脾渗湿，和中止泻
	连翘	苦而微寒，清热散结

【炮制品的合理选用】焦山楂 18g　麸炒神曲 6g　姜半夏 9g　茯苓 9g　陈皮 3g　连翘 3g　炒莱菔子 3g捣碎

【注解】方中山楂消一切饮食积滞，尤善消肉食油腻之积。山楂炒焦后消食导滞作用增强。故宜选用焦山楂。

方中神曲消食健脾，善化酒食陈腐之积。神曲麸炒后具香气，更利于醒脾消积。故宜选用麸炒神曲。

方中莱菔子下气消食，长于消谷面之积。莱菔子炒后药性缓和，偏于消食除胀。故宜选用炒莱菔子。

方中半夏降逆止呕。半夏用生姜白矾炮制后降低毒性，增强降逆止呕之效。故宜选用姜半夏。

· 枳实导滞丸 ·

（《内外伤辨惑论》）

【组成】大黄一两　枳实麸炒，去瓤　神曲炒，各五钱　茯苓去皮　黄芩去腐　黄连拣净　白术各三钱　泽泻二钱

【用法】上为细末，汤浸蒸饼为丸，如梧桐子大，每服五十丸至七十丸，温水送下，食远，量虚实加减服之。

【功用】消食导滞，清热祛湿。

【主治】湿热食积证。症见脘腹胀痛，大便秘结，或下痢泄泻，小便短赤，舌苔黄腻，脉沉有力。

【方解】

君	大黄	苦寒泻下，攻积泄热，使胃肠湿热积滞从大便而下
臣	枳实	行气消痞，除积化滞
	神曲	消食健脾和胃
佐	黄芩、黄连	清热燥湿，止泻止痢
	茯苓、泽泻	淡渗利湿
	白术	健脾燥湿，兼顾正气

【炮制品的合理选用】大黄 9g[后下]　麸炒枳实 9g　麸炒神曲 9g　茯苓 6g　黄芩 6g　黄连 6g　麸炒白术 6g　泽泻 6g

【注解】方中大黄苦寒泻下，攻积泄热。大黄生用，泄热攻积导滞力峻。故宜选用大黄，用时后下，尽量保留泻下之力。

方中枳实行气导滞。枳实麸炒后缓和峻烈之性，并增强消痞散结之功。故宜选用麸炒枳实。

方中神曲消食化滞而和胃。神曲麸炒后气味甘香，善醒脾和胃、消食化滞。故宜选用麸炒神曲。

方中黄芩、黄连苦寒清热燥湿而止痢。黄芩、黄连生用，性味苦寒，清热泻火力强。故宜选用黄芩、黄连。

方中泽泻利水渗湿而止泻。泽泻生用以利水渗湿为主。故宜选用泽泻。

方中白术燥湿健脾，使攻积而不伤正。白术麸炒后缓和燥性，借麸入中，健脾和胃作用较强。故宜选用麸炒白术。

第二节　健脾消食剂

健脾消食剂适用于脾胃虚弱，食积内停证。症见脘腹痞满，食少难消，面黄体瘦，倦怠乏力，大便溏薄等。常选用消食药如山楂、神曲、麦芽等配伍健脾益气药如人参、白术、山药等组方。据其虚实轻重，决定消补的主次多少。代表方剂为健脾丸、枳实消痞丸。

· 健脾丸 ·

（《证治准绳》）

【组成】白术炒，二两半　木香另研　黄连酒炒　甘草各七钱半　白茯苓去皮，二两　人参一两五钱　神曲炒　陈皮　砂仁　麦芽炒，取面　山楂取肉　山药　肉豆蔻面裹，煨热，纸包槌去油，各一两

【用法】上为细末，蒸饼为丸，如绿豆大，每服五十丸，空心服，一日二次，陈米汤下。

【功用】健脾和胃，消食止泻。

【主治】脾虚食积证。症见食少难消，脘腹痞满，大便溏薄，倦怠乏力，苔腻微黄，脉虚弱。

【方解】

君	人参、白术、白茯苓	补气健脾，运湿止泻
臣	山楂、神曲、麦芽	消食和胃，除积化滞
佐	肉豆蔻、山药	健脾止泻
	木香、砂仁、陈皮	理气开胃，醒脾除胀
	黄连	清热燥湿，以除湿热
使	甘草	补中益气，调和诸药

【炮制品的合理选用】麸炒白术 15g　木香 6g　酒黄连 6g　炒甘草(或蜜甘草)6g　茯苓 10g　生晒参 9g　麸炒神曲 6g　炒麦芽 6g　陈皮 6g　砂仁 6g[捣碎]　炒山楂 6g　麸炒山药 6g　煨肉豆蔻 6g

【注解】方中人参益气补脾。人参常用生晒参和红参两种规格，生晒参偏于补气生津，以清补为主。故宜选用生晒参。

方中白术燥湿健脾。白术麸炒后缓和燥性，借麸入中，增强健脾作用。故宜选用麸炒白术。

方中白茯苓健脾利湿以止泻。茯苓分白、赤两种，实为同一药材，其菌核部分白色者为白茯苓，菌核接近外皮部的淡红色部分为赤茯苓。茯苓生用利水渗湿力强。故宜选用茯苓。

方中山楂消食化滞。山楂炒后可缓和对胃的刺激性，善于消食止泻，用于食积兼脾虚。故宜选用炒山楂。

方中神曲消食化滞。神曲麸炒后气味甘香,善醒脾和胃、消食化滞。故宜选用麸炒神曲。

方中麦芽消食化滞。麦芽炒后性偏温而气香,长于行气消食,用于食积不化,且调和脾胃。故宜选用炒麦芽。

方中肉豆蔻涩肠止泻,开胃消食。肉豆蔻煨制后可除去部分油脂,免于滑肠,减少刺激性,增强健脾止泻功能。故宜选用煨肉豆蔻。

方中山药补脾益胃。山药麸炒后增强补脾健胃作用,常用于脾虚。故宜选用麸炒山药。

方中木香理气健脾消食。木香生用行气止痛力强。故宜选用木香。

方中黄连清热燥湿。黄连酒炒后,可缓和苦寒伤胃之性。故宜选用酒黄连。

方中甘草健脾补虚,兼调和诸药。甘草炒后缓急止痛,调和诸药力胜;蜜炙补脾益气作用较强。故宜选用炒甘草或蜜甘草。

· 失笑丸 ·

(《兰室秘藏》)

【组成】干生姜　炙甘草　麦蘖面　白茯苓　白术各二钱　半夏曲　人参各三钱　厚朴炙,四钱　枳实　黄连各五钱

【用法】上为细末,汤浸蒸饼为丸,如梧桐子大,每服五七十丸,白汤送下,食远服。

【功用】行气消痞,健脾和胃。

【主治】脾虚气滞,寒热互结证。症见心下痞满,不欲饮食,倦怠乏力,大便不畅,苔腻而微黄,脉弦。

【方解】

君	枳实	行气消痞
臣	厚朴	下气除满
	黄连	清热燥湿,开痞散结

续表

佐	半夏曲	辛温散结，和胃消食
	干生姜	温中祛寒
	麦蘖面（麦芽曲）	消食和胃
	人参、白术、白茯苓	健脾补中益气
使	炙甘草	补中益气健脾，调和诸药

【炮制品的合理选用】干姜 3g　蜜甘草 6g　麦芽曲 6g　茯苓 6g　麸炒白术 6g　半夏曲 9g　生晒参 9g　姜厚朴 12g　麸炒枳实 15g　黄连 15g

【注解】方中枳实行气消痞。枳实麸炒后可缓和峻烈之性，且消痞散结力强。故宜选用麸炒枳实。

方中厚朴下气除满。厚朴姜炙后可消除对咽喉的刺激性，并增强宽中下气、除满和胃之功。故宜选用姜厚朴。

方中黄连清热燥湿以泻痞。黄连生用清热燥湿力强。故宜选用黄连。

方中半夏曲散结除痞，和胃消食。半夏经发酵制曲后增强消食功效，偏于消食宽中。故选用半夏曲。

方中干生姜即干姜，温中祛寒。生姜、干姜、炮姜为姜的三种炮制品，其中干姜温中化饮作用较强。故选用干姜。

方中麦蘖面即麦芽曲，消食和胃。麦芽常用生品、炒麦芽、焦麦芽等三种规格，发酵制曲者少见，本方用麦芽曲，意在增强消食和胃作用。

方中人参补中健脾益气。人参常用生晒参和红参两种规格，生晒参偏于补气生津，以清补为主。故宜选用生晒参。

方中白术健脾益气。白术麸炒后缓和燥性，增强健脾益气之功。故宜选用麸炒白术。

方中白茯苓即茯苓，健脾祛湿。茯苓分白、赤两种，实为同一药材，其菌核部分白色者为白茯苓，菌核接近外皮部的淡红色部分为赤茯苓。茯苓生用以利水渗湿力强。故宜选用茯苓。

方中炙甘草补脾益气，调和诸药。甘草蜜炙后甘温补脾，益气和胃功效增强。故宜选用蜜甘草。

参考文献

[1] 国家药典委员会 . 中华人民共和国药典:2020 年版 . 一部 . 北京:中国医药科技出版社,2020.

[2] 国家中医药管理局《中华本草》编委会 . 中华本草 . 上海:上海科学技术出版社,1999.

[3] 叶定江,张世臣,吴皓 . 中药炮制学 . 2 版 . 北京:人民卫生出版社,2011.

[4] 张廷模,彭成 . 中华临床中药学 . 2 版 . 北京:人民卫生出版社,2015.

[5] 龚千锋 . 中药炮制学 . 2 版 . 北京:中国中医药出版社,2007.

[6] 南京中医药大学 . 中药大辞典 . 上海:上海科学技术出版社,2006.

[7]《全国中草药汇编》编写组 . 全国中草药汇编 . 北京:人民卫生出版社,1996.

[8] 邓来送,刘荣禄 . 实用中药炮制学 . 北京:中国中医药出版社,1993.

[9] 缪希雍 . 炮炙大法 . 北京:中国书店,1992.

[10] 徐国钧,何宏贤,徐珞珊,等 . 中国药材学 . 北京:中医医药出版社,1996.

[11] 太平惠民和剂局 . 太平惠民和剂局方 . 刘景源,点校 . 北京:人民卫生出版社,1985.

[12] 孙思邈 . 千金翼方 . 北京:人民卫生出版社,1955.

[13] 陶弘景 . 名医别录 . 尚志钧,注 . 北京:中国中医药出版社,2013.

[14] 陶弘景 . 本草经集注 . 尚志钧,尚元胜,辑校 . 北京:人民卫生出版社,1994.

[15] 唐慎微 . 证类本草 . 尚志钧,等校点 . 北京:华夏出版社,1993.

[16] 葛洪 . 肘后备急方 . 陶弘景,增补 . 北京:人民卫生出版社,1956.

[17] 王怀隐 . 太平圣惠方 . 北京:人民卫生出版社,2016.

[18] 苏颂 . 本草图经 . 尚志钧,辑校 . 合肥:安徽科学技术出版社,1994.

[19] 肖培根 . 新编中药志 . 北京:化学工业出版社,2002.

[20] 张贵君 . 现代中药材商品通鉴 . 北京:中国中医药出版社,2001.

中药饮片名汉语拼音索引

方剂名汉语拼音索引